牙髓病临床病例解析
Clinical Cases in Endodontics

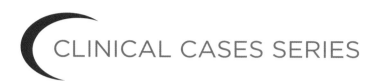

牙髓病
临床病例解析
Clinical Cases in Endodontics

（美）驹林 卓（Takashi Komabayashi） 主　编

余　擎　主　审

王　玮　主　译

程小刚　蒋文凯　副主译

北方联合出版传媒（集团）股份有限公司

辽宁科学技术出版社

沈　阳

图文编辑

刘 菲 刘 娜 康 鹤 肖 艳 王静雅 纪凤薇 刘玉卿 张 浩 曹 勇

Title: Clinical Cases in Endodontics by Takashi Komabayashi, ISBN:978-1-119-14704-6
Copyright © 2018 John Wiley & Sons, Inc.
All Rights Reserved.
This translation published under license. Authorized translation from the English language edition, published by John Wiley &Sons, Inc. No part of this book may be reproduced in any form without the written permission of the original copyrights holder.
Copies of this book sold without a Wiley sticker on the cover are unauthorized and illegal.

图书在版编目（CIP）数据

牙髓病临床病例解析/（美）驹林 卓（Takashi Komabayashi）主编；王玮主译.— 沈阳：辽宁科学技术出版社，2021.1
ISBN 978-7-5591-1706-9

Ⅰ.①牙… Ⅱ.①驹… ②王… Ⅲ.①牙髓病—病案—分析 Ⅳ.①R781.3

中国版本图书馆CIP数据核字（2020）第148506号

出版发行：辽宁科学技术出版社
　　　　　（地址：沈阳市和平区十一纬路25号 邮编：110003）
印 刷 者：上海利丰雅高印刷有限公司
经 销 者：各地新华书店
幅面尺寸：210mm×285mm
印　　张：13.75
插　　页：5
字　　数：300千字
出版时间：2021年1月第1版
印刷时间：2021年1月第1次印刷
策划编辑：陈　刚
责任编辑：殷　欣
封面设计：袁　舒
版式设计：袁　舒
责任校对：李　霞

书　　号：ISBN 978-7-5591-1706-9
定　　价：198.00元

投稿热线：024-23280336
邮购热线：024-23280336
E-mail:cyclonechen@126.com
http://www.lnkj.com.cn

编者名单
Contributors

主编

Takashi Komabayashi, DDS, MDS, PhD, Diplomate, American Board of Endodontics, Clinical Professor, University of New England College of Dental Medicine, Portland, Maine, USA.

参编人员

Jeffrey Albert, DMD, Diplomate, American Board of Endodontics, Private Practice, Endodontic Associates, West Palm Beach, Florida, USA.

Abdullah Alqaied, DDS, MDS, Diplomate, American Board of Endodontics, Private Practice, Asnan Tower, Al-Salmiya, Kuwait.

Bruce Y. Cha, DMD, FAGD, FACD, FICD, Diplomate, American Board of Endodontics, Private Practice, Endodontic LLC, New Haven and Hamden; Section Chief, Endodontics, Department of Dentistry, Yale-New Haven Hospital, New Haven; Assistant Clinical Professor, Yale School of Medicine, New Haven; Assistant Clinical Professor, Division of Endodontology, School of Dental Medicine, University of Connecticut, Farmington, Connecticut, USA.

Priya S. Chand, BDS, MSD, Diplomate, American Board of Endodontics, Clinical Associate Professor, Division of Endodontics, University of Maryland Dental School, Baltimore, Maryland, USA.

Daniel Chavarría-Bolaños, DDS, MSc, PhD, Professor/Researcher, Facultad de Odontología, Universidad de Costa Rica, San José, Costa Rica.

Kana Chisaka-Miyara, DDS, PhD, Part-time Lecturer, Department of Pulp Biology and Endodontics, Tokyo Medical and Dental University, Tokyo, Japan.

Suanhow Howard Foo, DDS, Diplomate, American Board of Endodontics, Private Practice, Hacienda Heights, California, USA.

Denise Foran, DDS, Diplomate, American Board of Endodontics, Program Director/Advanced Specialty Program in Endodontics, Department of Veterans Affairs New York Harbor Healthcare System, New York, USA.

Nada Ibrahim, BDS, Saudi Board of Endodontics, University Staff Clinics, College of Dentistry, King Saud University, Riyadh, Saudi Arabia.

Ahmed O Jamleh, BDS, MSc., PhD, Assistant Professor of Endodontics, Restorative and Prosthetic Dental Sciences, College of Dentistry, King Saud bin Abdulaziz University for Health Sciences, National Guard Health Affairs, Riyadh, Saudi Arabia.

Jin Jiang, DDS, PhD, Diplomate, American Board of Endodontics, Private Practice, Endodontic LLC, New Haven and Hamden; Assistant Professor, Division of Endodontology, University of Connecticut School of Dental Medicine, Farmington, Connecticut, USA.

Bill Kahler, DClinDent, PhD, School of Dentistry, University of Queensland, Brisbane, Australia.

Takashi Komabayashi, DDS, MDS, PhD, Diplomate, American Board of Endodontics, Clinical Professor, University of New England College of Dental Medicine, Portland, Maine, USA.

Louis M. Lin, BDS, DMD, PhD, Diplomate, American Board of Endodontics, Professor, Department of Endodontics, New York University College of Dentistry, New York, USA.

David Masuoka-Ito, DDS, PhD, Researcher Professor, Department of Somatology, Universidad Autónoma de Aguascalientes, Aguascalientes, México.

Katia Mattos, DMD, Diplomate, American Board of Endodontics, Private Practice, Miami, Florida, USA.

Nathaniel T. Nicholson, DDS, MS, Diplomate, American Board of Endodontics, Private Practice, Galesville, MD; Clinical Assistant Professor, West Virginia University School of Dentistry, Morgantown, West Virginia, USA.

Takashi Okiji, DDS, PhD, Professor, Department of Pulp Biology and Endodontics, Graduate School of Medical and Dental Sciences, Tokyo Medical and Dental University, Tokyo, Japan.

Pejman Parsa, DDS, MS, Diplomate, American Board of Endodontics, Private Practice, West LA Endodontics, Los Angeles, California, USA.

Amaury J. Pozos-Guillén, DDS, MSc, PhD, Professor, Facultad de Estomatología, Universidad Autónoma de San Luis Potosí, San Luis Potosí, SLP, México.

Amr Radwan, BDS, Diplomate, American Board of Endodontics, Private Practice, Miami, Florida, USA.

Jessica Russo Revand, DMD, MS, Private Practice, Northern Virginia Endodontic Associates, Arlington, Virginia, USA.

John M. Russo, DMD, Associate Clinical Professor, Division of Endodontics, University of Connecticut School of Dental Medicine, Farmington, Connecticut, USA.

Khaled Seifelnasr, BDS, DDS, MS, Private Practice, Hudson, New Hampshire; Lecturer on Restorative Dentistry and Biomaterials Sciences, Harvard School of Dental Medicine, Boston, Massachusetts, USA.

Andrew L. Shur, DMD, Diplomate, American Board of Endodontics, Private Practice, Endodontic Associates, Portland, Assistant Clinical Professor, University of New England College of Dental Medicine, Portland, Maine, USA.

Savita Singh, DDS, Private Practice, New York, USA.

Victoria E. Tountas, DDS, Diplomate, American Board of Endodontics, Private Practice, Plano, Texas, USA.

Gayatri Vohra, DDS, Private Practice, Acton and Concord Endodontics, Lecturer on Restorative Dentistry and Biomaterials Sciences, Harvard School of Dental Medicine, Boston, Massachusetts, USA.

Andrew Xu, DDS, MS, Diplomate, American Board of Endodontics, Private Practice, Plano, Texas, USA.

Yoshio Yahata, DDS, PhD, Assistant Professor, Division of Endodontology, Department of Conservative Dentistry, Showa University School of Dentistry, Tokyo, Japan.

Maobin Yang, DMD, MDS, PhD, Diplomate, American Board of Endodontics, Assistant Professor, Department of Endodontology, Kornberg School of Dentistry, Temple University, Philadelphia, Pennsylvania, USA.

Parisa Zakizadeh, DDS, MS, Diplomate, American Board of Endodontics, Private Practice, La Jolla Dental Specialty Group, San Diego, California, USA.

Qiang Zhu, DDS, PhD, Diplomate, American Board of Endodontics, Professor, Division of Endodontology, University of Connecticut School of Dental Medicine, Farmington, Connecticut, USA.

Keivan Zoufan, DDS, MDS, Diplomate, American Board of Endodontics, Private Practice, Zoufan Endodontics, Los Altos and Cupertino, Assistant Professor of Dental Diagnostic Science, University of the Pacific, Arthur A. Dugoni School of Dentistry, San Francisco, California, USA.

译者名单
Translators

主　审

余　擎　空军军医大学口腔医院

主　译

王　玮　空军军医大学口腔医院

副主译

程小刚　空军军医大学口腔医院

蒋文凯　空军军医大学口腔医院

参　译（按姓名首字笔画为序）

王可境　王志华　王　玮　王　蕾　仇　珺　白　玉　白庆霞

关　卿　江　喆　李　娜　李　萌　张芯华　张　晓　相豆豆

徐　宁　梅笑寒　蒋文凯　程小刚

参译人员均来自空军军医大学口腔医院

译者简介
Translators

主审

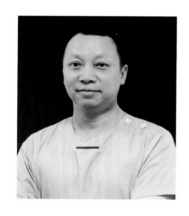

余擎，医学博士，空军军医大学口腔医院口腔内科学教研室主任，教授，主任医师，博士研究生导师。日本朝日大学齿学部访问学者。中华口腔医学会牙体牙髓病学专业委员会主任委员，陕西省口腔医学会牙体牙髓病学专业委员会首任主任委员，国家医师资格考试口腔类别试题开发专家委员会委员。先后主持承担国家级重大项目子课题1项，教育部创新团队项目1项，国家自然科学基金5项，国际合作项目1项，国家教育部留学回国启动基金1项，军队级科研基金1项，省部级科研基金8项。发表学术论文190余篇，SCI收录英文文章36篇，其中第一作者或通讯作者SCI收录23篇。担任《中华口腔医学杂志》《实用口腔医学杂志》编委。主编《牙科临床规范化操作图谱》（第一版、第二版）等专著5部，参编全国本科生统编教材《牙体牙髓病学》（第三版至第五版）等多部教材和专著。获得国家发明专利3项，实用新型专利8项。获陕西省科技进步一等奖，中华口腔医学会科技进步二等奖。

主译

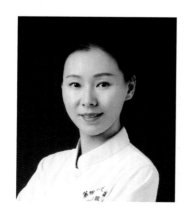

王玮，医学博士，空军军医大学口腔医院牙体牙髓病科副教授，副主任医师，硕士研究生导师。美国密歇根大学牙医学院访问学者。中华口腔医学会第六届牙体牙髓病学专业委员会青年委员，陕西省牙体牙髓病学专业委员会常委、学术秘书。主持或参与国家及省部级科研基金15项。发表学术论文20余篇，其中SCI收录15篇。主译专著1部。获批专利2项。获中华口腔医学会科技进步二等奖，第13届IADR中国分会杰出青年学者奖，首届丝绸之路杯根管治疗决赛三等奖，空军军医大学口腔医院根管治疗竞赛一等奖。

副主译

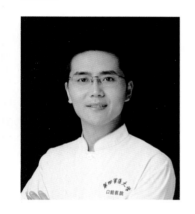

程小刚，医学博士，空军军医大学口腔医院牙体牙髓病科讲师，主治医师。美国得克萨斯A＆M大学贝勒牙医学院访问学者。陕西省住培优秀指导老师，全国卫生产业企业管理协会数字化口腔产业分会委员，陕西省口腔医学会牙体牙髓病学专业委员会委员。主持国家及省部级科研基金6项。发表学术论文29篇，其中第一作者SCI收录8篇。参编专著2部，副主译专著1部。获批国家发明等专利4项。获中华口腔医学会科技进步二等奖，第一届世界口腔激光医学联合会亚太大会最佳成果奖等科研奖励8项。

副主译

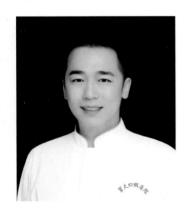

蒋文凯，医学博士，空军军医大学口腔医院牙体牙髓病科副教授，副主任医师。英国卡迪夫大学牙医学院访问学者。陕西省青年科技新星，中华口腔医学会第五届老年口腔医学专业委员会青年委员，陕西省口腔医学会牙体牙髓病学专业委员会常委。主持国家及省部级科研基金4项。发表学术论文30余篇，其中SCI收录20篇。副主译专著1部。获批专利3项。获中华口腔医学会科技进步二等奖，陕西省高校科协青年人才托举计划，第14届IADR中国分会杰出青年学者奖。

中文版序
Foreword

2015年，世界卫生组织（WHO）对人类牙齿健康提出了一个具体的标准——"8020"，即80岁的老人至少应有20颗能正常行使功能的天然牙。为了达到这一目标，从事牙体牙髓病学专业的口腔医生们义不容辞地肩负起保牙护齿的使命，帮助患者防治牙病、重建功能。目前，随着机用镍钛器械、生物充填材料、手术显微镜、超声、锥形束CT等器械、材料、设备以及相应技术手段在牙体牙髓病诊治中的引入和广泛应用，使得患牙的治愈率和保存率均显著上升。但如何做到对疾病的准确诊断以及治疗方案的合理制订往往是临床医生，尤其是年轻医生所欠缺的。如何做到"心中有数"，进而达到"手到病除"是我们必须时刻思考和急需解决的问题。

美国新英格兰大学牙医学院的Takashi Komabayashi教授所著《牙髓病临床病例解析》以系列临床真实病例为基础、结合学科专业解析，提出牙髓病治疗中需要注意的重点问题，并指导读者对其进行讨论分析。这种以临床问题为导向的学习方式有助于读者批判性思维和独立思考能力的形成。

《牙髓病临床病例解析》涵盖了牙髓病治疗的整个范畴，是口腔医学生掌握牙髓病治疗、住院医师准备临床考试，以及临床医生学习最新循证治疗方案的理想辅助教材。

由于日常临床、教学以及科研工作繁忙，此书翻译时间较长，拖延了译著的出版时间，对原著作者深表歉意。为了表示对原著的尊重，忠实地反映原著作者的观点和理念，我们在翻译过程中尽可能尊重原文。但由于译者水平有限，可能会存在一些疏漏或错误，敬请同行及读者批评指正。

感谢辽宁科学技术出版社以及Takashi Komabayashi教授的信任和支持。感谢空军军医大学口腔医院牙体牙髓病科各位青年医生在繁忙工作之余认真细心地翻译和齐心协力地合作。尤其感谢王玮、程小刚、蒋文凯医生为此书的翻译、整理以及审校付出的辛勤劳动。

余擎

2020年10月30日

致谢
Acknowledgements

本书的主编以及编者由衷感谢同行专家和学生们给予的巨大帮助。

特别感谢：

Elizabeth J. Dyer, MLIS, AHIP (Associate Dean of Library Services, Research & Teaching Librarian, University of New England); **Miki Furusho** PhD (Image analysis consultant, University of Connecticut); **Kathy Hooke**, MAT, JD (English language consultant); **Christine Lin** (Assistant); **Oran Suta** (Medical/Dental illustration, University of New England College of Osteopathic Medicine).

感谢对本书进行评估和反馈的新英格兰大学牙医学院的部分学生：

Brittney Bell, Aparna Bhat, Dorothy Cataldo, Hannah Chung, Lindsey Cunningham, Sarah Georgeson, Andy Greenslade, Keith Hau, Anna Ivanova, Alex Katanov, Jonathan Nutt, Tara Prasad, Rishi Phakey, Christine Roenitz, Tarandeep Sidiura, Arina Sorokina, Shadbeh Taghizadeh, Eleanor Threet, Jackson Threet, Anh Tran, Robert Walsh, Minjin Yoo, Kenneth Yuth.

感谢为本书慷慨提供专业临床病例及做出客观评价的部分同行（牙髓病学专科医生、牙髓病学住院医师以及牙周病学专科医生）：

Anthony J. Carter, DDS, Advanced Specialty Program in Endodontics/Resident (Class of 2017), Department of Veterans Affairs New York Harbor Healthcare System, New York, USA.

Akira Hasuike, DDS, PhD, Assistant Professor, Nihon University School of Dentistry, Tokyo, Japan.

Rachel McKee Garoufalis, DMD, Private Practice, Manchester, New Hampshire; Assistant Clinical Professor, University of New England College of Dental Medicine, Portland, Maine, USA.

Rick Moser, DDS, Advanced Specialty Program in Endodontics/Resident (Class of 2016), Department of Veterans Affairs New York Harbor Healthcare System, New York, USA.

Lester Reid, DMD, MDS, Private Practice, Hartford, Assistant Clinical Professor, University of Connecticut Health Center, Farmington, Connecticut, USA.

Manuel Sato, DDS, Advanced Specialty Program in Endodontics/Resident (Class of 2020), University of Connecticut Health Center, Farmington, Connecticut, USA.

Chase Thompson, DMD, Advanced Specialty Program in Endodontics/Resident (Class of 2018), Department of Veterans Affairs New York Harbor Healthcare System, New York, USA.

目录
Contents

第1章　前言　1

Takashi Komabayashi

第2章　诊断病例Ⅰ　5

不可修复性牙折
Suanhow Howard Foo

第3章　诊断病例Ⅱ　11

手术探查：不完全性牙折的修复
Keivan Zoufan
Takashi Komabayashi
Qiang Zhu

第4章　急症病例Ⅰ　20

医学与牙科学的跨专业合作
Andrew Xu

第5章　急症病例Ⅱ　27

牙髓清创，口内切开和引流
Victoria E. Tountas

第6章　急症病例Ⅲ　37

牙髓清创，口外切开和引流
Amr Radwan
Katia Mattos

| 第7章 | 非手术根管治疗病例Ⅰ | 45 |

上颌前牙

Denise Foran

| 第8章 | 非手术根管治疗病例Ⅱ | 53 |

下颌前牙

Jessica Russo Revand

John M. Russo

| 第9章 | 非手术根管治疗病例Ⅲ | 63 |

上颌前牙之疑难病例（冠方1/2钙化的根管系统）

Andrew L. Shur

| 第10章 | 非手术根管治疗病例Ⅳ | 72 |

上颌前磨牙

Daniel Chavarría-Bolaños

David Masuoka-Ito

Amaury J. Pozos-Guillén

| 第11章 | 非手术根管治疗病例Ⅴ | 79 |

下颌前磨牙

Takashi Okiji

| 第12章 | 非手术根管治疗病例Ⅵ | 91 |

下颌前磨牙/复杂解剖结构（三根管）

Savita Singh

Gayatri Vohra

| 第13章 | 非手术根管治疗病例Ⅶ | 98 |

上颌磨牙/四根管（MB1、MB2、DB、P）

Khaled Seifelnasr

第14章　非手术根管治疗病例Ⅷ **105**

下颌磨牙

Ahmed O Jamleh

Nada Ibrahim

第15章　非手术根管治疗病例Ⅸ **113**

上颌磨牙/复杂解剖结构（磨牙弯曲根管的处理）

Priya S. Chand

Jeffrey Albert

第16章　非手术根管再治疗病例Ⅰ **122**

上颌前牙

Kana Chisaka-Miyara

第17章　非手术根管再治疗病例Ⅱ **129**

上颌前磨牙

Yoshio Yahata

第18章　非手术根管再治疗病例Ⅲ **136**

下颌磨牙

Bruce Y. Cha

第19章　根尖手术病例Ⅰ **147**

上颌前磨牙

Pejman Parsa

第20章　根尖手术病例Ⅱ **154**

根尖周感染扩散至邻牙

Takashi Komabayashi

Jin Jiang

Qiang Zhu

第21章　根尖手术病例Ⅲ　　　　　　　　　　　**164**

上颌磨牙

Parisa Zakizadeh

第22章　牙髓-牙周组织的内在联系　　　　　**172**

Abdullah Alqaied

Maobin Yang

第23章　上颌中切牙外伤性脱位与根折　　　　**179**

Bill Kahler

Louis M. Lin

第24章　根尖未完全发育的牙齿　　　　　　　**188**

Nathaniel T. Nicholson

第25章　牙外吸收/内吸收　　　　　　　　　　**200**

Keivan Zoufan

Takashi Komabayashi

Qiang Zhu

第1章

前言

Takashi Komabayashi

学习目标

■ 了解本书的用途、特点及优点

■ 了解每章涉及的知识范畴及使用的技术方法

■ 了解本书涉及的专业术语及参考文献的通用格式

《牙髓病临床病例解析》一书收集了由国际口腔临床专家及学术带头人挑选的牙髓病临床病例,这些病例由简单到复杂、由常见到罕见,全部采用高清版彩色照片。作为Wiley-Blackwell临床病例系列丛书之一,本书涉及从非手术根管治疗到疑难病例治疗的各种病例,它以临床牙髓病学的一个基本主题为导向,通过向读者提问并回答的独特方式,展示了临床常见问题及其处理方式,并提供了强有力的科学解答。本书以病例、问题以及证据为基础培养读者独立学习的能力,并为读者提供了病例分析测试题。因此,本书可作为口腔医学本科生、研究生、住院医师学习牙髓治疗难点及技巧的教科书。此外,基于内容的深度和广度,本书也可以作为牙科从业者答疑解惑的参考工具。

每一章都提供了一个简要的目录,它凝练了该章的关键理论概念。每章所筛选病例的治疗方案都是综合考虑优缺点之后制订的,并采用了标准治疗流程。这种方式能帮助读者提升他们的临床技能、培养他们批判性思维和独立思考的能力。本书一步一步图文并茂的讲述方式,有助于发展和提高各年资牙体医生的临床技术。本书将使所有读者对牙髓病治疗的理解更有信心。

各章的组织结构（第2～第25章）

本书每章均由相同的四部分结构组成。

1. 学习目标

每章开篇先讲述本章的学习目标,这是许多牙科学校或牙科继续教育课程大纲中最常见的形式。

2. 临床病例（含X线片和口内照片）

每一章的重点是一个独立的病例,以美国牙髓病学委员会（ABE）的病历检查格式呈现。由于本书针对的是牙科学生及全科牙医、牙髓病住院医师和牙髓病专家等不同层次的牙科医生,病例难度可能不同于ABE病历检查的水平。所有病例均为真实病例，其独特性和复杂性经临床专家和/或学术带头人筛选。总体来说，病例难度较高。

以下是各章节作者书写病历的统一指南。

- 本书中牙位记录系统使用的是美国"通用牙位编号系统"（如#1～#32）。如果你不是美国的口腔医学生、住院医师或者牙医，这可能和你所在国家或地区使用的牙齿编号系统或部位记录法有所不同，如国际牙科联盟（FDI）制定的国际标准化组织命名系统（ISO系统）。读者可以参考图1.1来了解这些系统间的区别和联系。本书所用牙髓病和根尖周病的诊断术语（图1.2）主要参考2009年12月出版的《Journal of Endodontics》特刊，并参考了《Mosby's Dental Dictionary》（Mosby，2013）和《Dentistry at a Glance》（Kay，2016）。
- 每一章中，每个病例都包含了详细的病历记录、X线片、临床照片以及随访资料，使读者能更加充分地了解并掌握病例细节。这些病例基本涵盖了牙髓病学的全部领域。
- 不同于其他的牙髓病学教科书，本书每一章节均会提供病例详细的病史、诊断和治疗过程。所涉及的病例侧重于使用批判性思维来分析病情，将理论概念与患者的实际治疗相结合。
- 本书采用了以病例为基础的循证医学格式，并适当地引用了参考文献。

临床病例结构

- 主诉
- 系统病史
- 口腔病史
- 临床评估（诊断过程）
  - 临床检查（口外和口内）
  - 诊断性测试（以表格形式汇总）
  - 影像学检查
- 术前诊断
  - 牙髓
  - 根尖周组织
- 治疗计划
  - 推荐方案
  - 其他方案
  - 修复方案
- 预后（良好、不确定、不佳）
- 临床治疗过程：治疗记录
- 术后评估

3. 5个自学问题（第6章为6个自学问题）

自学问题将有助于各个层次的读者评估自己对本章所涉及的概念和技术的掌握程度。口腔医学生可能会将其用于牙科学校或住院医师实习期期中和期末考试的复习中，牙髓病学住院医师可能会用它来模拟面试，牙髓病学专科医生可以用它来进行全面的复习。自学问题也可以作为牙体牙髓病学专业人士撰写摘要和文章的参考。

4. 5个自学问题的解析（附参考文献）

每个自学问题都以同行评审过的文献（论著和综述文章）作为参考，给出了完整的解答。

本书的优点

《牙髓病临床病例解析》不仅仅是一本"教你如何操作的"教科书，更是一系列完善充填根管的集锦。本书与ABE检查类似，治疗的方式和临床背景都以当代循证医学研究为支持，并一步步呈现了治疗过程的图片。全书病例涵盖了牙髓病治疗的全部内容，包括系统和口腔病史、检查和诊断、治疗和结果评估。本书无论在广度和深度方面均为广大

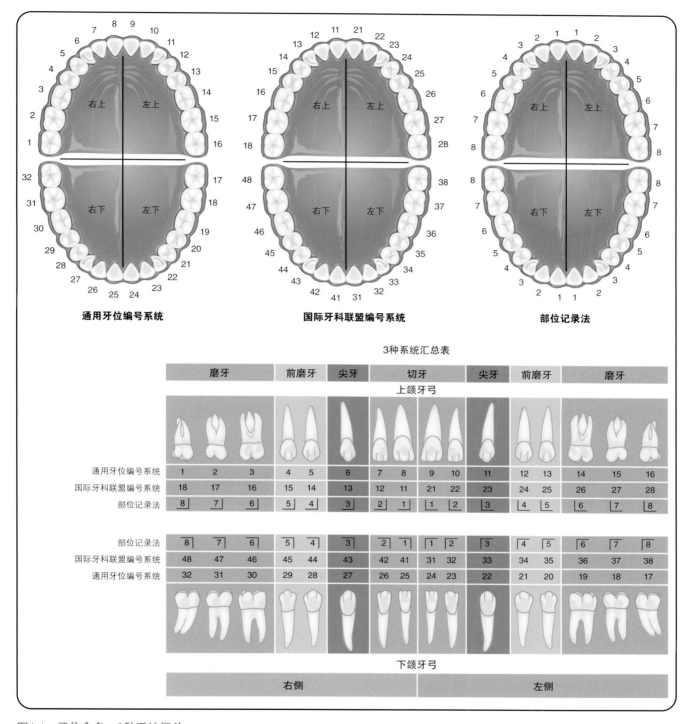

图1.1 牙位命名：3种系统汇总

口腔医学生、住院医师和牙体牙髓病专科医生带来诸多益处。本书：

- 支持病因学分析和批判性思维的应用。
- 培养比较和评估可选方案，并阐述治疗计划制订和疗效预判的依据。

- 创造一个模拟环境，学生、住院医师或者牙医可在其中参与决策。
- 允许对病例进行回顾性分析，以找寻错误及其原因，并熟识典型病例的临床表现。
- 通过对比循证医学结果以及其他的专业标

牙髓：

正常牙髓	一种临床诊断分类，通常牙髓无症状，牙髓测试反应正常。
可复性牙髓炎	一种基于主诉和客观检查结果的临床诊断，指炎症会消退，牙髓可恢复正常。
有症状的不可复性牙髓炎	一种基于主诉和客观检查结果的临床诊断，指有活力的炎症牙髓不能愈合。附加描述：持续性热刺激痛、自发性疼痛、牵涉痛。
无症状的不可复性牙髓炎	一种基于主诉和客观检查结果的临床诊断，指有活力的炎症牙髓不能愈合。附加描述：没有临床症状，但炎症是由龋病、去龋过程或创伤引起。
牙髓坏死	一种临床诊断分类，指牙髓已经坏死，对牙髓测试通常无反应。
根管治疗后	一种临床诊断分类，指患牙接受过根管治疗，且根管已使用多种充填材料完成最终充填，而不是止于根管封药阶段。
牙髓初步治疗后	一种临床诊断分类，指患牙接受过局部牙髓治疗（如活髓切断术和牙髓摘除术）。

根尖：

正常根尖周组织	牙齿有正常的根尖周组织，对叩诊或扪诊不敏感。牙根周围的硬骨板完整，牙周膜间隙均匀。
有症状的根尖周炎	通常指根尖周组织的炎症，有临床症状，包括咬诊和/或叩诊或扪诊的疼痛反应。可有或无根尖透射影。
无症状的根尖周炎	根尖周炎症和破坏来源于牙髓，表现为根尖周透射影，无临床症状。
急性根尖周脓肿	一种由牙髓感染和坏死引起的炎症反应。特点为快速起病、自发性疼痛、牙齿有轻度压痛、脓液形成和周围组织肿胀。
慢性根尖周脓肿	一种由牙髓感染和坏死引起的炎症反应，特点为逐渐发作，很少或无不适，脓液间歇性通过相关窦道排出。
致密性骨炎	病变呈弥漫性不透射影像，指局部骨质对轻度炎症刺激的反应，通常见于根尖位置。

图1.2 牙髓病和根尖周病的诊断术语

准，提倡对学生、住院医师或者牙医的工作成果进行比较分析和讨论。

• 提倡主动学习法，如病例分析和讨论，将临床应用和患者因素相结合，批判性地评估科学证据；安排课程，让学生、住院医师或者牙医对患者的护理进行大胆的辩论。

参考文献

[1] AAE consensus conference recommended diagnostic terminology. (2009) Journal of Endodontics 35, 1634.

[2] Mosby (2013) Mosby's Dental Dictionary, 3rd edn. Amsterdam: Elsevier.

[3] Kay, E. (2016) Dentistry at a Glance. Oxford: Wiley–Blackwell.

第2章

诊断病例Ⅰ：不可修复性牙折

Suanhow Howard Foo

学习目标

- 应用牙体解剖相关知识进行折裂牙的临床诊疗
- 掌握如何解释用于牙髓病诊断的X线片
- 掌握如何结合多种临床检测结果及牙体结构缺

损、磨牙症、年龄和性别等相关因素制订出正确的牙髓病诊疗计划

- 了解各类牙根折的预后和发生率

	磨牙			前磨牙		尖牙	切牙				尖牙	前磨牙		磨牙		
							上颌牙弓									
通用牙位编号系统	1	2	3	4	5	6	7	8	9	10	11	12	13	14	15	16
国际牙科联盟编号系统	18	17	16	15	14	13	12	11	21	22	23	24	25	26	27	28
部位记录法	8	7	6	5	4	3	2	1	1	2	3	4	5	6	7	8
部位记录法	8	7	6	5	4	3	2	1	1	2	3	4	5	6	7	8
国际牙科联盟编号系统	48	47	46	45	44	43	42	41	31	32	33	34	35	36	37	38
通用牙位编号系统	32	31	30	29	28	27	26	25	24	23	22	21	20	19	18	17
							下颌牙弓									
		右侧							左侧							

主诉

"我昨天晚上剧烈牙痛，现在不能触碰患牙。"

系统病史

患者，男，58岁，白种人。否认系统病史，否认药物及乳胶过敏史。生命体征：血压132/87mmHg，心率82次/分，呼吸频率17次/分。

该患者根据美国麻醉医师学会（ASA）体格状态分类法分为Ⅱ级。

口腔病史

患者右下颌后牙间歇性疼痛数周，转诊建议行#31检查。患牙可见近远中向折裂纹，触痛明显，无法咬合。患者自述有磨牙症病史。

临床评估（诊断过程）

临床检查

口外检查

面部对称，未触及淋巴结肿大，下颌开口运动未见异常，无颌面部肿胀，颞下颌关节未见异常。

口内检查

口腔癌筛查未见异常。#31可见近远中向折裂纹。颊侧牙周探诊深度由近中至远中分别为4mm、3mm、8mm，舌侧分别为4mm、4mm、8mm。松动Ⅰ度。#30颊侧牙周探诊深度由近中至远中分别为4mm、3mm、4mm，舌侧分别为4mm、4mm、4mm。#31有咬合痛。亚甲蓝染色及光照检查显示#31为完全性折裂，延伸至釉牙骨质界以下。

诊断性测试

牙位	#29	#30	#31
叩诊	–	–	+
扪诊	–	–	–
冷诊	正常	正常	–
松动度	不松动	不松动	松动Ⅰ度
咬诊	–	–	+

+：叩诊或咬诊有反应；–：叩诊、扪诊、冷诊或咬诊无反应

影像学检查

#31远中牙颈部至远中根尖处可见透射影像。远中牙体组织及修复材料可见折裂（图2.1和图2.2）。

术前诊断

牙髓

#31牙髓坏死。

根尖周组织

#31有症状的根尖周炎。

治疗计划

推荐方案

应急方案：拔除#31。

常规方案：拔除#31。

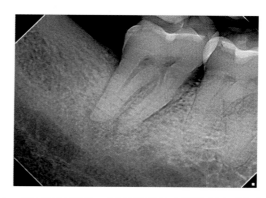

图2.1 #31初诊X线片。可见修复体表层及根尖周组织低密度影像

其他方案

无须治疗。

修复方案

种植修复或固定义齿修复。

预后

良好	不确定	不佳
		X

临床治疗过程：治疗记录

一诊（第1天）：患者被转诊前来检查#31，采集系统病史和生命体征。拍摄3张不同角度根尖片以评估根尖区是否存在感染并确定折裂的范围。X线片显示根尖周组织密度减低，远中根周牙槽骨丧失（图2.1和图2.2）。临床检查见亚甲蓝染色（图2.3）及光纤灯照射检查（图2.4和图2.5）证实#31存在近远中向折裂。颊舌向轻探可见患牙折裂片分离，折裂线延伸至髓室底。告知患者该患牙预后不佳，需拔除患牙以缓解疼痛并促进病变愈合。患者接受拔除#31的治疗方案。患牙拔出后拍照，确认符合根折及劈裂牙的诊断（图2.6）。

术后评估

二诊（术后1周随访）：患者术后随访。#31拔牙区未见红肿。牙龈组织已长入拔牙窝内。患者能够使用患侧咀嚼及正常刷牙。

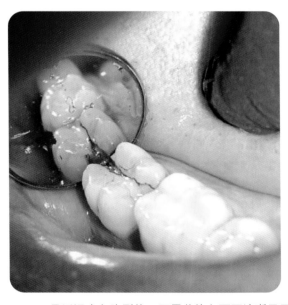

图2.3　#31见近远中向隐裂纹，亚甲蓝染色可更清晰显示隐裂纹的范围

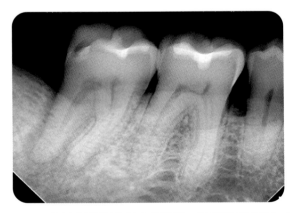

图2.2　#31远中根处可见低密度影像。注意透射影像向上延伸至牙槽嵴顶

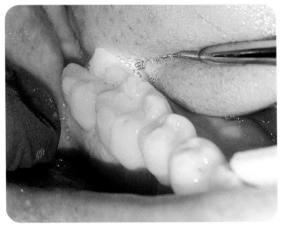

图2.4　光纤灯照射检查显示#31裂纹深达釉牙骨质界下。光线无法自舌侧穿透至颊侧

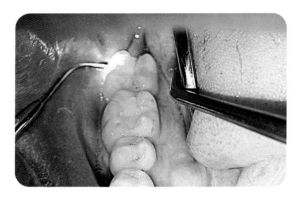

图2.5　使用光纤灯照射颊侧牙表面以确认裂纹

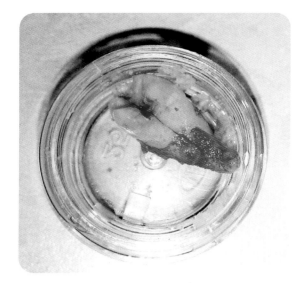

图2.6　拔除#31后确认患牙诊断为劈裂牙

自学问题

A. 如何诊断牙折？

B. 可疑性牙折的患牙可能出现哪些类型的裂纹？

C. 折裂牙的预后如何？

D. 如何治疗折裂牙？

E. 牙折的发生率是多少？

自学问题解析

A. 牙折的诊断有多种方法。首先对患牙口腔病史的良好采集十分重要。临床检查应当包含咬诊、冷诊（牙髓活力测试），并通过牙周探诊确认是否存在深窄的牙周袋。影像学检查是发现根尖周组织密度减低的重要方法，当折裂范围足够大时可能直接观察到折裂部位。最后可通过染色（甲基蓝）或透照检查来观察折裂纹。有时由于牙折导致组织坏死可使患牙出现松动或窦道。通常如果一颗牙没有或仅有很小的充填材料却没有牙髓活力，应当怀疑患牙存在裂纹或牙折（Berman & Kuttler 2010）。患者年龄越大，发生牙折的可能性越大（Berman & Kuttler 2010）。折裂牙通常多见于下颌磨牙，其次为上颌前磨牙（Cameron 1976）。另一项研究则发现根管治疗后的下颌第二磨牙更容易发生折裂（Kang，Kim & Kim 2016）。

B. 美国牙髓病学会将牙折分为5类：

- 牙釉质裂纹：仅累及牙釉质。
- 纵折牙：牙齿完全劈裂，通常沿近远中方向从中央裂开。
- 牙尖折裂：通常裂纹不位于中央，仅累及一个牙尖。
- 隐裂牙：患牙不完全折裂，裂纹由牙冠部延伸至牙龈下区域。
- 牙根纵折：患牙可有症状或无症状。多数牙根纵折发生在根充后的患牙，可分为完全性折裂和不完全性折裂。

C. 隐裂牙的预后通常是不确定的（Rivera & Walton 2008）。在裂纹没有延伸至髓室底的情况下预后往往较好（Turp & Gobetti 1996；Sim et al. 2016）。活髓牙较死髓牙预后较好（Turp & Gobetti 1996）。此外还应该考虑修复体的质量，是否全冠修复体能完全覆盖折裂纹及其他缺损部位（Rivera & Walton 2008），以及治疗前患牙是否存在脓肿或X线片显示的组织密度减低。这两个因素将会降低患牙的预后（Berman & Kuttler 2010）。有研究报道隐裂牙2年存活率约为85.5%（Ten et al. 2006）。另一项研究发现根充后的隐裂牙5年存活率为92%，当裂纹累及牙根部时，患牙拔除率将会上升（Sim et al. 2016）。近期一项韩国的研究报道，隐裂牙2年存活率为90%，并且提出牙周探诊深度>6mm是影响患牙预后的一个重要因素（Kang et al. 2016）。

D. 在去除所有龋坏组织和充填材料后需要确定牙体组织的缺损范围。如果隐裂或折裂纹横向穿过髓室底或深入延伸至龈下时，应当考虑拔除患牙（Sim et al. 2016）。对于活髓牙，如果没有探及深窄的牙周袋、脓肿或根尖周组织透射影，可考虑修复患牙，并根据牙髓健康状况确定是否需要行牙髓治疗（Sim et al. 2016）。

对于创伤导致横向折裂，需要评估裂纹的位置和牙髓的活力（Andreasen 1970）。如果折裂的位置足够高，可以去除牙冠折裂的部分，通过冠延长术和牙髓治疗尝试保留患牙。如果折裂发生在根尖1/3，建议对折裂线冠方的牙根行根管治疗（Andreasen 1970）。而当根尖1/3周围组织发生密度减低时，可行骨切除术去除感染的碎片。

对于发生在牙槽骨内的根折有以下4种预后：（1）钙化组织愈合；（2）结缔组织长入愈合；（3）结缔组织和骨组织长入愈合；（4）肉芽组织长入，不愈合（Kim et al 2016）。

E. 牙根纵折的发生率往往低于3%（Zachrisson & Jacobsen 1975），创伤牙发生冠折的概率约为2%（Macko et al. 1979）。手用治疗器械通常不会导致牙本质裂（Yoldas et al. 2012）。去除牙体组织越多，牙折裂的发生率越高。当去除大约一半的牙本质后折裂可能更易于出现（Wilcox, Roskelley & Sutton 1997）。一项研究发现，牙根纵折更易发生于上颌前磨牙和下颌磨牙，女性及40岁以上人群多见。牙根纵折往往无法探及深牙周袋，因此对其的诊断更为困难（Cohen et al. 2006）。

参考文献

[1] Andreasen, J. O. (1970) Etiology and pathogenesis of traumatic dental injuries. A clinical study of 1,298 cases. *Scandinavian Journal of Dental Research* **78**, 329–342.

[2] Berman, L. H. & Kuttler, S. (2010) Fracture necrosis: diagnosis, prognosis, assessment, and treatment recommendations. *Journal of Endodontics* **36**, 442–446.

[3] Cameron, C. E. (1976) The cracked tooth syndrome: additional findings. *Journal of the American Dental Association* **93**, 971–975.

[4] Cohen, S., Berman, L. H., Blanco, L. *et al.* (2006) A demographic analysis of vertical root fractures. *Journal of Endodontics* **32**, 1160–1163.

[5] Kang, S. H., Kim, B. S. & Kim, Y. (2016) Cracked teeth: distribution, characteristics, and survival after root canal treatment. *Journal of Endodontics* **42**, 557–562.

[6] Kim, D., Yue, W., Yoon, T. C. *et al.* (2016) Healing of horizontal intra-alveolar root fractures after endodontic treatment with mineral trioxide aggregate. *Journal of Endodontics* **42**, 230–235.

[7] Macko, D. J., Grasso, J. E., Powell, E. A. *et al.* (1979) A study of fractured anterior teeth in a school population. *ASDC Journal of Dentistry for Children* **46**, 130–133.

[8] Rivera, E. & Walton, R. E. (2008) Cracking the cracked tooth code: detection and treatment of various longitudinal tooth fractures. *Endodontics: Colleagues for Excellence Newsletter*. Chicago: American Association of Endodontics.

[9] Sim, I. G., Lim, T. S., Krishnaswamy, G. *et al.* (2016) Decision making for retention of endodontically treated posterior cracked teeth: a 5-year follow-up study. *Journal of Endodontics* **42**, 225–229.

[10] Tan, L., Chen, N. N., Poon, C. Y. *et al.* (2006) Survival of root filled cracked teeth in a tertiary institution. *International Endodontic Journal* **39**, 886–889.

[11] Turp, J. C. & Gobetti J. P. (1996) The cracked tooth syndrome: an elusive diagnosis. *Journal of the American Dental Association* **127**, 1502–1507.

[12] Wilcox, L. R., Roskelley, C. & Sutton, T. (1997) The relationship of root canal enlargement to finger-spreader induced vertical fracture. *Journal of Endodontics* **23**, 533–534.

[13] Yoldas, O., Yilmaz, S., Atakan, G. *et al.* (2012) Dentinal microcrack formation during root canal preparations by different NiTi rotary instruments and the self-adjusting file. *Journal of Endodontics* **38**, 232–235.

[14] Zachrisson, B. U. & Jacobsen, I. (1975) Long term prognosis of 66 permanent anterior teeth with root fracture. *Scandinavian Journal of Dental Research* **83**, 345–354.

第3章

诊断病例 Ⅱ：手术探查：不完全性牙折的修复

Keivan Zoufan, Takashi Komabayashi, Qiang Zhu

学习目标	应证
■ 掌握牙髓病学诊断	■ 理解牙髓病变的影像学表现
■ 理解牙髓病变的致病因素	■ 理解手术探查的概念
■ 掌握牙髓及根尖病变诊断性测试的原则和适	

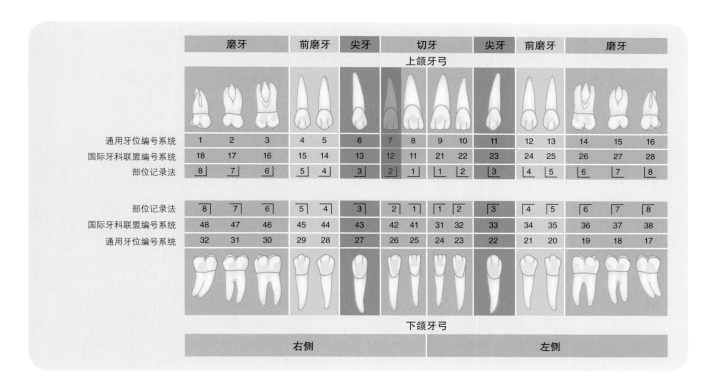

主诉

"我的前牙已行根管再治疗，但患牙区域仍有肿胀，医生告知患牙可能有折裂，转诊前来就诊。此外，前牙有冷刺激敏感。"

系统病史

患者，女，70岁。生命体征：右臂坐位血压129/85mmHg，心率63次/分，心律规整，呼吸频率16次/分。否认药物过敏史。全身系统检查发现患者有季节性过敏反应和高血压，分别服用氯雷他定（5mg/d）和赖若普利（10mg/d）进行治疗，病情控制良好。

该患者根据美国麻醉医师学会（ASA）体格状态分类法分为Ⅱ级。

口腔病史

患者常规进行口腔保健，口腔卫生良好。口内见多个修复体，#7根管治疗术后20余年，银尖充填。4个月前患牙区牙龈出现窦道，行#7非手术再治疗，术后窦道未愈合。全科医生认为#7存在垂直型牙根折，建议转诊进一步检查。该医生提供两张X线片，其中一张可见#7已行牙髓治疗，银尖充填，根尖未见异常（图3.1）。

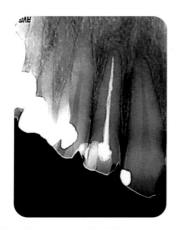

图3.1 患者就诊前4个月行X线片检查。#7已行牙髓治疗，银尖充填

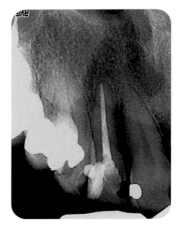

图3.2 #7行根管再治疗，根充良好

第二张X线片示#7已行根管再治疗，根充良好（图3.2）。

临床评估（诊断过程）

临床检查

患者意识清晰，体健，依从性好。

口外检查

下颌下及颈部区域未见肿大淋巴结、肿胀或窦道。软组织正常。颞下颌关节未见异常。

口内检查

#7和#8颊侧附着龈处见一窦道（图3.3）。#6、#7、#9和#10的牙周探诊深度均<4mm；而#8探及较深牙周袋，且颊侧中央处牙龈探诊出血。多数牙可见充填材料。#7复合树脂充填；#8远中见银

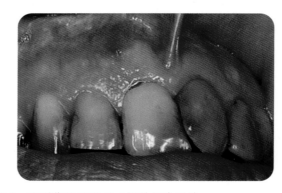

图3.3 窦道位于#7和#8之间的根尖区域

汞合金充填，颊面、近中和远中复合树脂充填物变色。#9近中及舌侧复合树脂充填物变色，可见继发龋。所有牙齿松动度正常。透照检查未见隐裂纹或折裂。将Endo Ice®置于#8可引起尖锐而短暂的敏感，无延迟痛。

诊断性测试

牙位	#6	#7	#8	#9
叩诊	–	–	–	–
扣诊	–	–	–	–
Endo Ice®	+	N/A	敏感，无延迟痛	+
EPT	+	N/A	+	+

Endo Ice®：牙髓冷测试；EPT：牙髓电活力测试；+：牙髓冷测试或牙髓电活力测试反应正常；–：叩诊或扣诊反应正常；N/A：不适用

选择性麻醉

由于#8探痛明显，因此采用局部麻醉法对其进行精确评估，麻醉使用加入0.018mg肾上腺素（1：100000）的利多卡因36mg。#8颊面中央可探及8mm深的独立牙周袋，其余部位牙周探诊深度均<4mm。

影像学检查

术前X线片示#5和#6有3面充填物，根尖周组织未见明显异常。#7已行根管治疗和核修复，根充

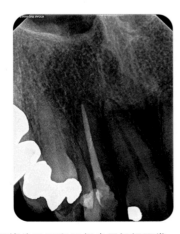

图3.4　术前X线片示#7和#8根尖周组织正常

良好，#7和#8根尖周组织未见异常（图3.4）。颊侧黏膜窦道处插入诊断牙胶尖可见其尖端指向#8远中根尖处（图3.5）。牙胶尖示踪X线片见#8近中及远中邻面充填物，自根尖冠方2mm至牙槽嵴顶下方6mm处可见2mm×4mm侧方组织缺损（图3.6）。窦道示踪也可见缺损自根尖冠方2mm延伸至牙槽嵴顶下方6mm处。#9近中可见部分充填物及继发龋影像（图3.6）。

术前诊断

牙髓

#8可复性牙髓炎。

根尖周组织

#8根尖周组织正常。

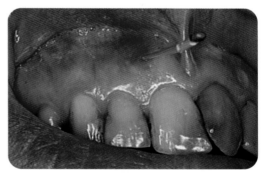

图3.5　窦道内插入牙胶尖示踪

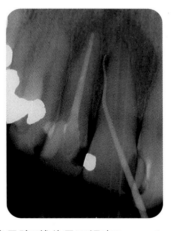

图3.6　牙胶尖示踪X线片示#8远中2mm×4mm侧方组织缺损，缺损自根尖冠方2mm延伸至牙槽嵴顶下方6mm处

治疗计划

推荐方案

应急方案：无须治疗。

常规方案：#8手术探查，修复根部裂纹（手术探查所见），由于修复过程可能损伤牙髓组织，因此还需非手术根管治疗。

其他方案

#8拔除或无须治疗。

修复方案

充填后核冠修复。

预后

良好	不确定	不佳
	X	

临床治疗过程：治疗记录

一诊（第1天）：#8手术探查：评估系统病史。右臂坐位血压：129/85mmHg，心率70次/分。告知患者治疗过程，患者知情同意。就镇痛方法与患者内科医生进行电话联系，经确认由于患者服用β受体阻滞剂类药物控制血压，因此采用泰利诺比布洛芬更为合适。患者表示担心发生小便失禁，告知患者如有需要可随时如厕，且治疗过程尽可能微创。嘱患者使用0.12%氯己定含漱，使用2支含肾上腺素（1∶100000）的2%利多卡因进行局部麻醉。自#4近中至#10远中行全厚瓣翻瓣，并在#4近中做松弛切口。#8颊侧可见骨缺损，缺损贯穿#8颊侧牙槽骨，且伴有牙间嵴破坏。刮除肉芽组织送活检。使用亚甲蓝试剂对#8颊面进行染色，在高倍放大镜下检查可见一裂纹（图3.7）。#7牙根完全

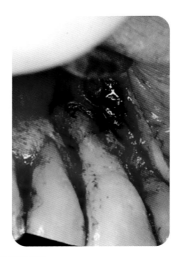

图3.7　#8根面见裂纹

被牙槽骨覆盖。由于#8颊侧病损未累及根尖部，根尖部有牙槽骨覆盖，根尖周组织无病损，因此决定对患牙裂纹进行修复。在手术显微镜下（Global Surgical Corporation, St. Louis, MO, USA）使用超声工作尖（ProUltra® Surgical Endo Tip Size 1; Dentsply Sirona, Ballaigues, Switzerland）对#8颊侧裂纹进行预备，使用Geristore®（DenMat, Lompoc, CA, USA）进行充填（图3.8）。使用10mL 0.9%的生理盐水冲洗皮瓣，5-0缝合线缝合伤口（Nurolon® Suture, Ethicon US LLC, Somerville, NJ, USA）。由于裂纹修复过程可能损伤牙髓组织，建议行非手术根管治疗，患者知情

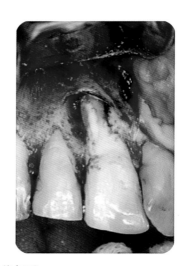

图3.8　裂纹修复后

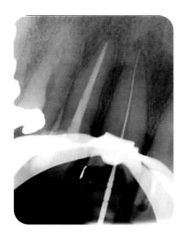

图3.9　X线片确认#8工作长度。由于裂纹修复过程可能损伤牙髓组织，因此行根管治疗

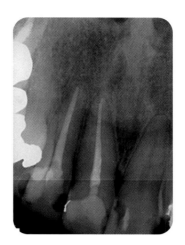

图3.10　#8根充片

同意。#8上橡皮障，高速车针去除原充填物，制备直线通路后探查根管，患牙为活髓且牙髓充血。根管内未见折裂线，确定工作长度并拍摄X线片确认（图3.9）。依序使用0.04锥度的机用锉，采用冠向下法进行根管预备（EndoSequence®，Brasseler USA，Savannah，GA，USA），使用5mL 0.5%的次氯酸钠（NaClO）溶液冲洗根管，纸尖干燥。将蘸有AH Plus®根管封闭糊剂（Dentsply Sirona，Konstanz，Germany）的主尖置于根管内，到达工作长度，使用System B™（Kerr，Orange，CA，USA）进行根尖端封闭，Calamus® Dual（Dentsply Sirona，Johnson City，TN，USA）进行上段回填。最后采用Cavit™（3M，Two Harbors，MN，USA）和 Fuji IX GP®（GC America Inc.，Alsip，IL，USA）进行窝洞充填。取下橡皮障，术后患者生命体征正常。术后医嘱：术后第2天起使用0.12%氯己定溶液（3M，Two Harbors，MN，USA）含漱2次/天，持续1周。服用500mg/片泰利诺止痛，1片/次，3次/天。纱布包裹冰袋用于冷敷，并拍摄术后X线片（图3.10）。

工作长度、根尖宽度和根充方法

根管	工作长度	根尖宽度	根充材料和方法
单根	24.0mm	#45	牙胶尖，AH Plus®根管封闭糊剂，热牙胶垂直加压充填法

二诊（第6天）：拆线和活检报告。评估系统病史并检查生命体征。患者无肿胀，伤口愈合良好，拆除缝线。活检报告示送样组织为内衬非角化鳞状上皮的囊肿。囊壁可见轻度至中度炎症反应（图3.11）。建议患者至全科医生处行#8全冠修复，无须打桩，并行#9龋病治疗，定期随访观察。

组织病理学诊断

根尖周囊肿（活检报告）。

诊断（术后）

由于该囊性病损位于#8侧方牙周组织内，患牙为活髓且根尖周组织正常，因此很可能为根侧牙周囊肿。

术后评估

三诊（术后1年随访）：患者未能进行6个月复查。评估系统病史，口内见#8由全科医生行树脂核修复（Filtek™ Supreme Ultra A2B，3M ESPE，Two Harbors，MN，USA），患牙无症状，叩诊及扣诊无不适。拍摄随访X线片见骨组织缺损已愈合（图3.12）。全科医生对#9进行了根管治疗和复合物核修复。牙龈组织正常，牙周探诊深度＜3mm，松动度正常。建议患者行#7、#8和#9全冠修复，定期随访观察。

四诊（术后3年随访）：评估系统病史。#8无症状，叩诊及扣诊无不适，松动度正常，牙龈形态、质地正常（图3.13）。牙周探诊深度＜3mm，无探诊出血（图3.14）。根尖片示根尖周组织未见异常（图3.15）。建议患者尽快行全冠修复。患牙预后良好。

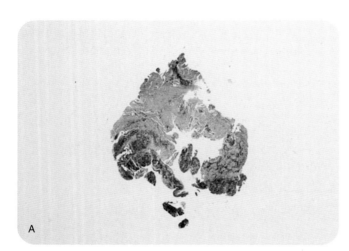
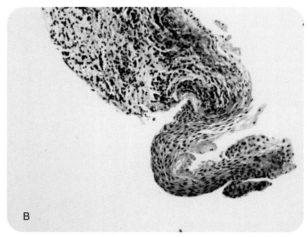

图3.11　活检组织切片见内衬非角化鳞状上皮的囊肿。囊壁可见轻度至中度炎症反应。A：放大倍数×4；B：放大倍数×40

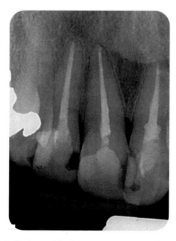

图3.12　1年后随访，X线片示#8远中侧方病损呈愈合趋势

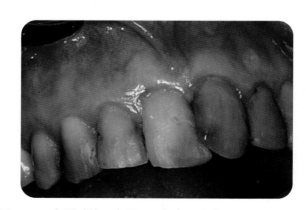

图3.13　3年后随访口内照。牙龈未见异常

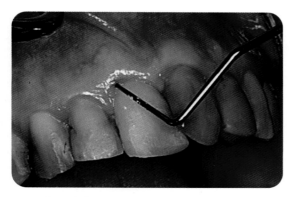

图3.14　3年后随访口内照。无探诊出血

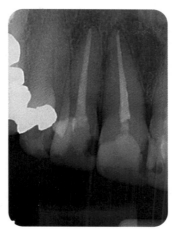

图3.15　3年后随访根尖片示#7、#8根尖周组织未见异常，#8远中侧方病损已愈合

自学问题

A. 牙髓状态的诊断是什么？

B. 根尖周组织状态的诊断是什么？

C. 牙髓病变的常见病因有哪些？

D. 常用的牙髓和根尖周测试方法有哪些？

E. 牙髓病变的影像学特征有哪些？

自学问题解析

A. 牙髓状态的诊断包括［美国牙髓病学会（AAE）2009年会议一致推荐的诊断术语；Glickman & Schweitzer 2013］：

- **正常牙髓**：牙髓有活力，无临床症状，对牙髓测试反应正常。
- **可复性牙髓炎**：牙髓有活力，对冷刺激或甜食有一过性不适或疼痛。
- **有症状的不可复性牙髓炎**：牙髓有活力，有自发痛、延迟痛或牵涉痛。
- **无症状的不可复性牙髓炎**：牙髓有活力，无临床症状。因创伤、龋病备洞或深龋导致露髓所致。
- **牙髓坏死**：牙髓活力测试无反应，无临床症状。
- **根管治疗后**：根管已被根充材料充填。
- **牙髓初步治疗后**：患牙之前接受过部分牙髓治疗。

B. 根尖周状态的诊断包括［美国牙髓病学会（AAE）2009年会议一致推荐的诊断术语；Glickman & Schweitzer 2013］：

- **正常根尖周组织**：牙齿对叩诊或扪诊无敏感。根尖片示根尖周组织正常。
- **有症状的根尖周炎**：患牙有叩痛和/或扪痛。根尖片示根尖周组织正常或有透射影。
- **无症状的根尖周炎**：患牙叩诊或扪诊无疼痛。根尖片示因牙髓坏死导致根尖透射影。
- **慢性根尖周脓肿**：患牙有窦道。根尖片示因牙髓坏死导致根尖透射影。
- **急性根尖周脓肿**：患牙有自发痛、肿胀、脓液形成，牙髓坏死导致根尖周透射影。

- **致密性骨炎**：根尖片示高密度病损。

C. 通常与牙髓和根尖周病变相关的患牙病因包括龋病、冠修复体、修复性充填、牙隐裂、牙折、磨损、磨耗、创伤或发育异常。若未查及病因，临床症状和/或根尖周透射影不太可能来源于牙齿。

D. 常用的牙髓测试方法有电测试和温度测试（Peters，Baumgartner & Lorton 1994；Abbott & Yu 2007）。它们被用来确定牙髓是否有活力或是坏死。测试时，患牙应隔离并干燥，电活力测试仪的探头应接触天然的牙体组织。Endo Ice®（1,1,1,2-四氟乙烷）最常用于冷测试。而干冰常用于冠修复或根尖孔未闭合患牙。热测试常用于主诉患牙热刺激痛的患者。所有的牙髓活力测试均应设置对照牙。通常应对患牙同时进行电测试和温度测试以降低发生假阳性和假阴性反应的可能性。常用的根尖周测试方法有叩诊和扪诊（Abbott & Yu 2007）。通常以邻牙或对侧同名牙作为对照牙。此外，对于根尖周病变的诊断还应检查是否存在窦道、肿胀或牙周袋。

E. 由于牙髓坏死导致的根尖周病变有以下特征：硬骨板消失，水滴样表现，改变角度拍摄X线片时病变部位不变。通常X线片上可发现致病因素。锥形束CT在牙髓病治疗中的应用应依据美国牙髓病学会和美国口腔颌面放射学会（AAOMR）联合声明的推荐（AAE and AAOMR Joint Position Statement 2015）。

参考文献

[1] AAE and AAOMR Joint Position Statement: use of cone beam computed tomography in endodontics 2015 update (2015). *Oral Surgery, Oral Medicine, Oral Pathology and Oral Radiology* **120**, 508–512.

[2] AAE consensus conference recommended diagnostic terminology. (2009) *Journal of Endodontics* **35**, 1634.

[3] Abbott, P.V. & Yu, C. (2007) A clinical classification of the status of the pulp and the root canal system. *Australian Dental Journal* **52** (1 Suppl), S17–S31.

[4] Glickman, G.N. & Schweitzer J.L. (2013) Endodontic diagnosis. *Endodontics: Colleagues for Excellence Newsletter.* American Association of Endodontics, Chicago: American Association of Endodontics.

[5] Peters, D.D., Baumgartner, J.C. & Lorton, L. (1994) Adult pulpal diagnosis. I. Evaluation of the positive and negative responses to cold and electrical pulp tests. *Journal of Endodontics* **20**, 506–511.

第4章

急症病例Ⅰ：医学与牙科学的跨专业合作

Andrew Xu

学习目标

■ 了解牙科诊断在急诊中的作用

■ 掌握牙髓感染的病因和感染的发病机制

■ 了解在牙髓病学领域急诊处置的重要性

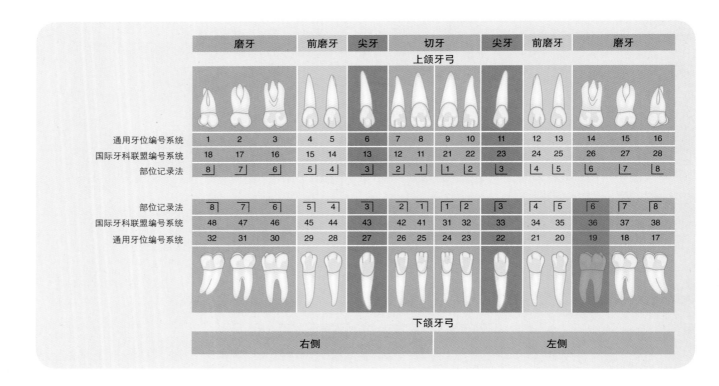

		磨牙			前磨牙		尖牙	切牙				尖牙	前磨牙		磨牙		
							上颌牙弓										
通用牙位编号系统		1	2	3	4	5	6	7	8	9	10	11	12	13	14	15	16
国际牙科联盟编号系统		18	17	16	15	14	13	12	11	21	22	23	24	25	26	27	28
部位记录法		8	7	6	5	4	3	2	1	1	2	3	4	5	6	7	8
部位记录法		8	7	6	5	4	3	2	1	1	2	3	4	5	6	7	8
国际牙科联盟编号系统		48	47	46	45	44	43	42	41	31	32	33	34	35	36	37	38
通用牙位编号系统		32	31	30	29	28	27	26	25	24	23	22	21	20	19	18	17
							下颌牙弓										
			右侧								左侧						

主诉

"我女儿脸部肿胀并且有一个瘘管，我们应该怎么办呢？"

系统病史

患者，女，9岁，白种人，既往体健。家长告知医生患者正在服用克林霉素。生命体征：血压115/68mmHg，心率78次/分，呼吸频率18次/分，舌下体温37.1℃。系统病史回顾无异常，无口腔治疗的禁忌证。

该患者根据美国麻醉医师学会（ASA）体格状态分类法分为Ⅰ级。

口腔病史

患者的母亲述患者1年前完成#19的充填，3个月前出现左下后牙区疼痛，于全科牙医处就诊。医生称#19不需要任何治疗，疼痛是由于#18的萌出所致，当时没有进行处理。几周后，患者出现了左侧面部肿胀和口外窦道（图4.1和图4.2），遂前往耳鼻喉科就诊，耳鼻喉科医生进行了窦道引流（图4.3），开了抗生素，并将患者转诊到牙髓专科诊所。在牙髓专科诊所时患者出现了中度自发性疼痛。

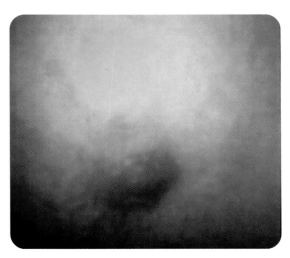

图4.1 术前照片，拍摄于耳鼻喉科医生引流处理前

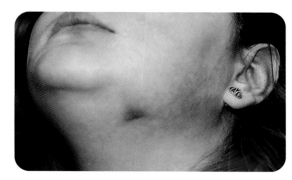

图4.2 急诊会诊时的术前照片

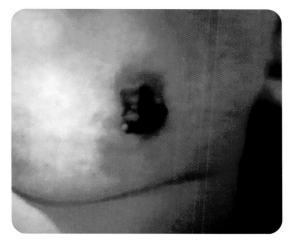

图4.3 术后照片，拍摄于耳鼻喉科医生进行窦道引流术后

临床评估（诊断过程）

临床检查

口外检查

检查见左下颌骨处面部肿胀，并延伸至下颌骨下缘。面部轻度不对称，感染区域面颊处可见红斑。左下颌下腺区可触及淋巴结，可活动，质软。颞下颌关节在开闭口时无不适，在开口时无弹响或偏移。口外皮肤处见窦道，窦道周围可见瘢痕组织形成。

口内检查

口内检查见#19根尖区肿胀累及前庭沟，有波动感。

诊断性测试

牙位	#18	#19	#20
叩诊	–	+	N/A
扣诊	–	+	–
冷诊	+	–	N/A
EPT	+	–	N/A

EPT：牙髓电活力测试；+：对叩诊和扣诊反应强烈，对冷诊和牙髓电活力测试反应正常；–：对叩诊和扣诊、冷诊或牙髓电活力测试无反应；N/A：不适用

影像学检查

　　#19的术前X线片（图4.4）可见#18部分影像。#19咬合面见较深的充填物，接近近中髓角。术前X线片示远中根尖处可见一个小的、边界清楚的透射影像。近中根牙周膜间隙增宽。此外患牙可见远舌根。

术前诊断
牙髓

　　#19牙髓坏死。

根尖周组织

　　#19急性根尖周脓肿。

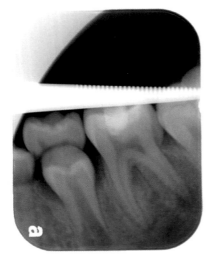

图4.4　术前X线片

治疗计划

推荐方案

　　应急方案：牙髓清创术及氢氧化钙［Ca(OH)$_2$］封药。

　　常规方案：非手术根管治疗。

其他方案

　　拔除或不处理。

修复方案

　　使用桩核和不锈钢冠暂时修复，后期行永久冠修复。

预后

良好	不确定	不佳
X		

临床治疗过程：治疗记录

　　一诊（第1天）：对患者进行病史回顾，签署知情同意书。与患者的父母就牙髓状况评估、治疗方案和替代治疗方案进行了讨论。用含有0.036mg肾上腺素（1∶100000）的2%利多卡因进行下牙槽神经阻滞麻醉和颊长神经浸润麻醉。使用橡皮障对患牙进行隔离，在大量水冲洗下，使用高速涡轮手机及#330碳化钢车针开髓，开髓后发现患牙牙髓已经坏死，使用Endo-Z®安全车针（Dentsply Sirona，Ballaigues，Switzerland）揭尽髓室顶，NaClO大量冲洗，在牙科显微镜（Global Surgical Corporation，St.Louis，MO，USA）辅助下探查近颊根管、近舌根管、远颊根管、远舌根管。患牙内部未见明显折裂线。使用#10手用不锈钢K锉Lexicon®（Dentsply Sirona，Johnson City，TN，USA）配合根管润滑剂进行根管疏通（RC-

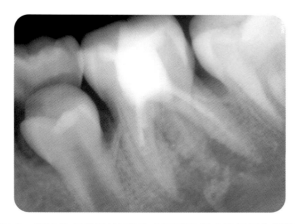

图4.5 初诊治疗术后的X线片（牙髓清创术和氢氧化钙诊间封药后）

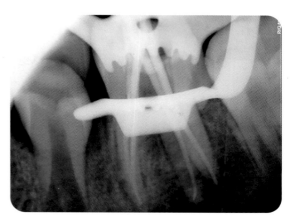

图4.7 #19试主尖的X线片

Prep®；Premier Dental Products，Morristown，PA，USA）。使用电子根尖定位仪（Root ZX®Ⅱ，J. Morita，Kyoto，Japan）测量工作长度（WL）并记录，近颊根管长度为19mm，标志点为近颊尖；近舌根管长度为18.5mm，标志点为近舌尖；远颊根管长度为20mm，标志点为远颊尖；远舌根管长度为18mm，标志点为远舌尖。使用镍钛旋转器械（EndoSequence®；Brasseler USA，Savannah，GA，USA）进行根管的清理与成形，近颊根管与近舌根管预备至#35/0.04锥度，远颊根管与远舌根管预备至#40/0.04锥度。使用纸尖干燥根管，氢氧化钙进行诊间封药（Ultracal® XS；Ultradent，South Jordan，UT，USA），Cavit™（3M，Two Harbors，MN，USA）暂封，随后进行咬合调整

（图4.5）。给予术后医嘱，预约随访。

二诊（第13天）：对患者的病史进行回顾，血压109/67mmHg，心率70次/分，心律规整。患者无任何不适症状，无口腔颌面部肿胀。术前拍摄X线片（图4.6），用含有0.036mg肾上腺素（1:100000）的2%利多卡因行下牙槽神经阻滞麻醉和颊长神经浸润麻醉。上橡皮障隔离#19，去暂封，使用2.5% NaClO对髓腔和根管进行冲洗。纸尖干燥根管，再次使用电子根尖定位仪确定工作长度，使用镍钛器械对所有根管再次预备，选择合适的主尖并拍X线片确认。用牙胶和Roth's 801（Grossman type）根充糊剂进行热熔牙胶垂直加压充填，使用银汞合金进行最终修复（图4.7和图

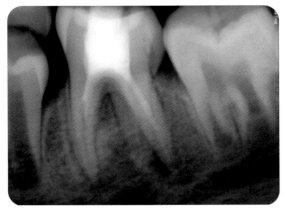

图4.6 二诊拍摄术前X线片（氢氧化钙封药13天后），患牙无不适症状

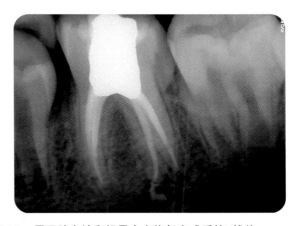

图4.8 用牙胶充填和银汞合金修复完成后的X线片

4.8）。调整咬合并拍摄X线片。给予术后医嘱，建议必要时使用小儿布洛芬止痛。将患者转诊至其私人牙医处进行下一步的治疗。X线片示糊剂溢出远舌根根尖孔，建议随访观察。

工作长度、根尖宽度和根充方法

根管	工作长度	根尖宽度	根充材料和方法
近颊根管	19.5mm	#35	牙胶和 Roth's 801根充糊剂，热垂直加压充填法
远颊根管	18.5mm	#35	牙胶和 Roth's 801根充糊剂，热垂直加压充填法
近舌根管	20.0mm	#40	牙胶和 Roth's 801根充糊剂，热垂直加压充填法
远舌根管	18.0mm	#40	牙胶和 Roth's 801根充糊剂，热垂直加压充填法

术后评估

三诊（术后6个月随访）：患者6个月后来做随访检查，自述无不适症状，口内和口外检查未见肿胀，组织正常。患者左侧颈部的瘢痕组织仍然存在（图4.9）。拍摄根尖X线片（图4.10），牙周膜和骨密度都在正常范围。患者的父母已带其前往皮肤科医生处就诊评估面部窦道区域的瘢痕组织。皮肤科医生的报告指出患者的父母拒绝对其瘢痕组织进行任何治疗。

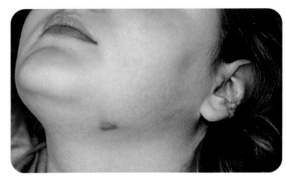

图4.9　6个月后随访的口外照片

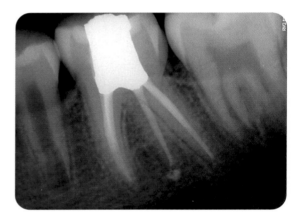

图4.10　6个月后随访的X线片

自学问题

A. 根尖周区域透射影像的大小是否与感染的严重程度相关?

B. 口外窦道通过外科手术引流/清理后能自行痊愈吗?

C. 急性根尖脓肿的患牙冷测试结果是否会呈阳性?

D. 本章中此病例感染的原因是什么?

E. 可以采用什么方法来避免本章中患者的全科医生所做的误诊?

自学问题解析

A. 根尖周区域透射影像的大小与感染的严重程度无关。临床医生不应仅依靠X线片进行诊断。一些因素如骨吸收的路径、骨吸收的量和牙根的位置，都对常规数字化X线片中的透射影响（Bender 1997）。

B. 如果牙齿是引起口外窦道的感染来源，那么窦道或感染在窦道刮治术后也不会痊愈（Gordberg & Topazian 1981）。必须对感染的患牙进行治疗（Kakehashi, Stanley & Fitzgerald 1965）。

C. 通常，有窦道的患牙冷测试呈阴性，然而我们需要意识到由于有残留的牙髓组织，患者仍可能对冷测试表现出假阳性反应（Yamasaki et al. 1994）。当患者处于中度至重度疼痛时，牙髓温度测试可能并不可靠（Chambers 1982）。

D. 本章所述病例感染的病因是细菌引起的感染（Kakehashi et al. 1965）。最可能的感染通道是在复合树脂和釉质之间的连接界面处。而预备的位置可能在充填的过程中也被污染了。链球菌属细菌的直径为0.5～2μm，牙本质小管中部平均直径为1.2μm，而在接近髓室直径则为2.5μm。如果在窝洞制备的位置有细菌感染，细菌可穿过牙本质小管而进入牙髓（Michelich, Schuster & Pashley 1980）。

E. 不能仅依靠X线片进行牙髓病的诊断（Bunder & Seltzer 1961；Bender1997）。临床医生应该仔细倾听患者主诉，并彻底地进行口内和口外检查。锥形束计算机断层扫描（CBCT）对疑难病例的诊断有很大的帮助（Lascala, Panella & Marques 2004）。

参考文献

[1] Bender, I. B. (1997) Factors influencing the radiographic appearance of bony lesions. *Journal of Endodontics* **23**, 5–14.

[2] Bender, I. B., & Seltzer, S. (1961) Roentgenographic and direct observation of experimental lesions in bone: I. *The Journal of the American Dental Association* **62**, 152–160.

[3] Chambers, I. G. (1982) The role and methods of pulp testing in oral diagnosis: a review. *International Endodontic Journal* **15**, 1 –15.

[4] Goldberg, M. H. & Topazian, R. G. (eds.) (1981) *Odontogenic Infections and Deep Fascial Space Infections of Dental Origin: Management of Infections of the Oral and Maxillofacial Regions*, p. 173. Philadelphia: W.B. Saunders.

[5] Kakehashi, S., Stanley, H. R. & Fitzgerald R. J. (1965) The effects of surgical exposures of dental pulps in germ-free and conventional laboratory rats. *Oral Surgery, Oral Medicine, Oral Pathology* **20**, 340–349.

[6] Lascala, C. A., Panella, J. & Marques, M. M. (2004) Analysis of the accuracy of linear measurements obtained by cone beam-computed tomography (CBCT-NewTom). *Dentomaxillofacial Radiology* **33**, 291–294.

[7] Michelich, V. J., Schuster, G. S. & Pashley, D. H. (1980) Bacterial penetration of human dentin *in vitro*. *Journal of Dental Research* **59**, 1398–1403.

[8] Yamasaki, M., Kumazawa, M., Kohsaka, T. et al. (1994) Pulpal and periapical tissue reactions after experimental pulpal exposure in rats. *Journal of Endodontics* **20**, 13–17.

第5章

急症病例 Ⅱ：牙髓清创，口内切开和引流

Victoria E. Tountas

学习目标

■ 能够通过临床标准和影像学标准合理诊断牙髓坏死

■ 熟悉牙髓坏死病例中引起感染和疼痛的病因

■ 有效缓解和解决牙髓坏死引起的急症

	磨牙			前磨牙		尖牙	切牙				尖牙	前磨牙		磨牙		
							上颌牙弓									
通用牙位编号系统	1	2	3	4	5	6	7	8	9	10	11	12	13	14	15	16
国际牙科联盟编号系统	18	17	16	15	14	13	12	11	21	22	23	24	25	26	27	28
部位记录法	8⌋	7⌋	6⌋	5⌋	4⌋	3⌋	2⌋	1⌋	⌊1	⌊2	⌊3	⌊4	⌊5	⌊6	⌊7	⌊8
部位记录法	8⌉	7⌉	6⌉	5⌉	4⌉	3⌉	2⌉	1⌉	⌈1	⌈2	⌈3	⌈4	⌈5	⌈6	⌈7	⌈8
国际牙科联盟编号系统	48	47	46	45	44	43	42	41	31	32	33	34	35	36	37	38
通用牙位编号系统	32	31	30	29	28	27	26	25	24	23	22	21	20	19	18	17
							下颌牙弓									
	右侧								左侧							

主诉

"昨天我的牙痛得很厉害。今早起床我发现左半边脸肿了，我的舌头都不敢碰牙齿，非常痛。"

系统病史

患者，男，42岁。自述有高血压病史，每天口服氢氯噻嗪片/缬沙坦（160mg/12mg）。无药物过敏史。6个月前进行过体检。

该患者根据美国麻醉医师学会（ASA）体格状态分类法分为Ⅱ级。

口腔病史

患者自述#19在2年前行烤瓷全冠修复，前天出现疼痛，夜间加重。早上就诊时发现左侧下颌区肿胀（图5.1）。此疼痛为剧烈的持续性跳痛、自发痛，咀嚼或有压力时疼痛加重，仰卧时疼痛也会加重。患者可确定是#19疼痛，这种疼痛有时能扩散到左侧耳部。患者服用4片布洛芬（200mg）后疼痛无缓解。

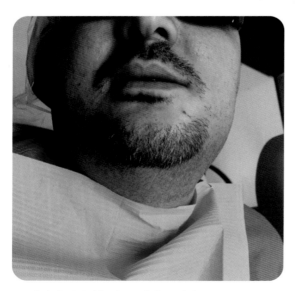

图5.1　患者自述左侧下颌区肿胀不对称

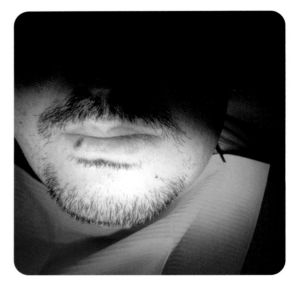

图5.2　左侧下颌区肿胀不对称

临床评估（诊断过程）

临床检查

口外检查

左侧下颌区肿胀（图5.2）；颞下颌关节（TMJ）无弹响，张口时无偏斜，淋巴结无肿胀。

口内检查

软组织发红肿胀（图5.3）；无窦道，口腔卫生良好。患者#19见烤瓷冠修复体。

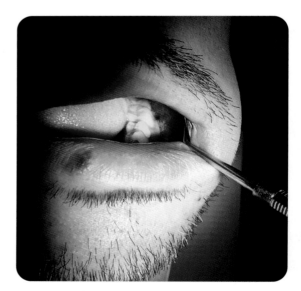

图5.3　#19口内颊侧黏膜肿胀，牙龈组织红肿

诊断性测试

牙位	#19	#18
叩诊	+++	−
扪诊	+++	+
冷诊	−	+
热诊	未检查	未检查
活动度	Ⅰ度	0度
咬诊	+++	+
牙齿变色	无	无
牙周检查		
探诊深度	4 mm	3 mm
牙龈退缩	0	0
根分叉病变	0	0
探诊出血	+++	++

+++：对叩诊、扪诊和咬诊反应剧烈，探诊出血严重

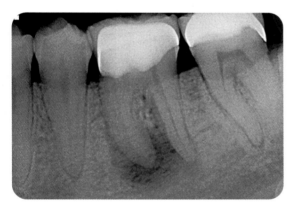

图5.4　#19术前X线片。#19戴有金属烤瓷全冠，近中根根尖大面积透影，远中根根尖小范围透射影。近颊根管和近舌根管疑似有钙化

影像学检查

图5.4可见#19戴有金属烤瓷全冠，#18、#20、#21的部分影像。#19近中根根尖周组织大面积透射影，且已延伸到根中部，近中根根管疑似严重钙化，远中根根尖周组织也可见透射影。#19髓腔疑似钙化，但牙槽嵴骨完整。#18戴有烤瓷冠，近中根牙周膜间隙增宽。

术前诊断

牙髓

#19牙髓坏死。

根尖周组织

#19急性根尖周脓肿。

治疗计划

推荐方案

应急方案：保守治疗（开髓封药），脓肿切开引流。

常规方案：非手术根管治疗。

其他方案

拔除或者不治疗。

修复方案

择期修复。

预后

良好	不确定	不佳
X		

临床治疗过程：治疗记录

一诊（第1天）：回顾系统病史。血压131/98mmHg，心率101次/分，正常。已告知患者治疗计划，患者知情同意。术中：保守性清创（开髓封药）。麻醉并上橡皮障隔离：20%苯佐卡因局部麻醉#19的颊侧牙龈；2%利多卡因加1：100000肾上腺素行下牙槽神经阻滞麻醉（1支），4%阿替卡因加1：100000肾上腺素局部浸润麻醉#19根尖部位的舌侧牙龈（1支）。10分钟后麻药开始起效。

患者自述舌体左侧和下唇麻木。探针探查#19颊舌侧牙龈，患者无感觉，证实麻醉有效。

使用#14橡皮障夹（Hu-Friedy, Chicago, IL, USA）上橡皮障，牙龈封闭剂（Ultradent Products, Inc., South Jordan, UT, USA）封闭

颊舌侧牙龈并确保封闭良好，同时在患者口腔右侧放置中号咬合垫。使用粗金刚砂车针和金属穿通车针（Dentsply Sirona，Ballaigues，Switzerland）在𬌗面穿通金属全冠并建立髓腔通道，Endo-Z®车针（Dentsply Sirona，Ballaigues，Switzerland）修整髓腔。使用平衡力法尽量减少患者的颞下颌关节不适症状。治疗过程中使用放大和照明装置确保视野清晰。

当髓腔开放时有大量的脓液溢出（图5.5）。使用大量的次氯酸钠（NaClO）冲洗以利于脓液排出。

髓腔清理和成形后，牙髓探针探查到3个独立的根管：近颊根管（MB）、远颊根管（ML）、远中根管（D）。

使用#8不锈钢K锉初步探查根管，电子根尖定位仪测量根管长度。所有的根管均通畅。联合使用手用和旋转器械清理与成形根管。在清理和成形的过程中，始终首先使用镍钛（NiTi）开口锉扩大根管口，在进行根管预备期间使用大量NaClO冲洗根管。

所有根管都有轻度弯曲，近颊根管钙化。综合使用多种技术预备根管。电抛光旋转镍钛器械预备根管，#10不锈钢K锉确保根管的通畅性。初步成形到#20/0.04锥度，直到脓液不再溢出、根管内有血

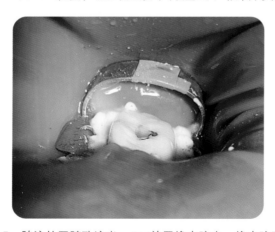

图5.5　脓液从开髓孔流出。#14放置橡皮障夹，橡皮障隔离患牙，牙龈封闭剂封闭#14颊舌侧牙龈

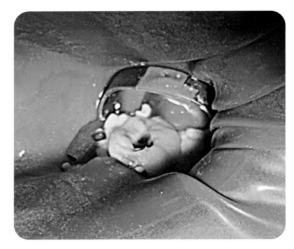

图5.6　橡皮障隔离下，根管初步清理成形后脓血流出

液出现为止（图5.6）。

根管清理成形至近颊和近舌根管均为#30/0.04锥度，长21mm。远中根管#40/0.04锥度，长20.5mm。

使用纸尖干燥根管直到根管中有少量血液渗出，但远中根未完全干燥。使用机用螺旋输送器Lentulo®Spiral Filler（Dentsply Sirona，Ballaigues，Switzerland）输送氢氧化钙充满整个根管，X线片示氢氧化钙充填良好（图5.7），远中根氢氧化钙有溢出。

使用棉球和暂封膏（3M，Two Harbors，MN，USA）暂封牙齿。#15刀片在脓肿波动感最强处切开，排出脓液和血液（图5.8）。在切口周围使

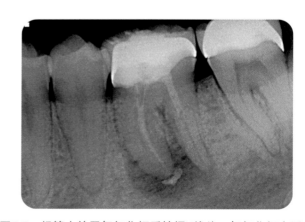

图5.7　根管内放置氢氧化钙后拍摄X线片，氢氧化钙在近中根尖有溢出，在远中根似乎只止于根中部

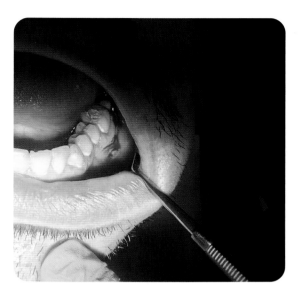

图5.8　颊侧牙龈切开引流，可见脓血流出

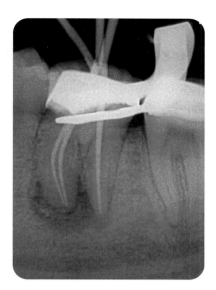

图5.9　#19试主尖的X线片

用数字化负压装置有利于脓液排出。

嘱咐患者遵循医嘱服药：每6小时服用800mg布洛芬，每8小时用500mg阿莫西林（3次/天），并使用0.12%氯己定漱口。预约患者1周后随访完成治疗，期间若症状持续或加重及时与医生联系。

二诊（第7天）：非手术根管治疗：患者无临床症状，口内、口外均无肿胀。

麻醉上橡皮障：回顾系统病史，血压为123/87mmHg，心率86次/分，正常。已告知患者治疗方案，患者知情同意。

20%苯佐卡因局部麻醉#19的颊侧牙龈；含1∶100000肾上腺素的2%利多卡因行下牙槽神经阻滞麻醉（1支），含1∶100000肾上腺素的4%阿替卡因局部浸润麻醉#19根尖部的颊侧牙龈（1支）。10分钟后麻药开始起效。

患者自述舌体左侧和下唇麻木。探针探查#19颊舌侧牙龈，患者无反应，证实麻醉有效。

使用#14橡皮障夹（Hu-Friedy, Chicago, IL, USA）上橡皮障，牙龈封闭剂封闭颊舌侧牙龈确保封闭良好，并在患者口腔右侧放置中号咬合垫。金刚砂钻去除暂封后，用探针去除棉球。使用平衡力法尽可能减少患者颞下颌关节的不适症状。诊治过程中使用放大和照明装置，确保视野清晰。

去除暂封后髓腔内没有脓液溢出。使用大量的NaClO冲洗根管，去除残留的氢氧化钙。进一步清扩近颊和近舌根管至#35/0.04锥度，根长为21mm。使用乙二胺四乙酸（EDTA）进行终末冲洗以去除根管内的玷污层。

充填和临时修复：纸尖干燥根管直至无渗出。以最终的根尖预备宽度和锥度为基础选择牙胶，拍摄试主尖的X线片（图5.9）。

使用热牙胶垂直加压技术充填根管，根管封闭剂为AH 26®根管封闭糊剂（Dentsply Sirona, Konstanz, Germany）。使用流动树脂封闭根管口预防二次污染，并用棉球和暂封材料暂封牙齿（图5.10）。X线片示近中根管有少量的糊剂溢出。#19顺利完成治疗。

患者选择在牙齿的治疗过程中休息一段时间。医生告知患者要去全科牙医处行#19的永久性修复，如果根管治疗后牙齿没有进行永久性修复，该牙齿会有拔除的可能性。

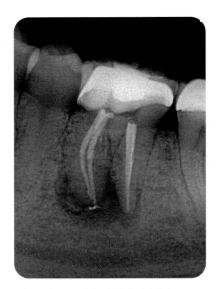

图5.10　#19术后片，近中根尖有糊剂溢出

工作长度、根尖宽度和根充方法

根管	工作长度	根尖宽度及锥度	根充材料和方法
近颊根管	21.0mm	#35/0.04	牙胶和AH 26®根管封闭糊剂 热牙胶垂直加压充填法
近舌根管	21.0mm	#35/0.04	牙胶和AH 26®根管封闭糊剂 热牙胶垂直加压充填法
远中根管	20.5mm	#40/0.04	牙胶和AH 26®根管封闭糊剂 热牙胶垂直加压充填法

术后评估

无法评估。患者是一名水手，根管治疗后就离开了本国。

自学问题

A. 诊断牙髓坏死是以哪些临床和影像学检查为基础的？牙髓坏死的临床表现有哪些？

B. 哪些微生物会引起牙髓坏死？

C. 治疗由牙髓坏死引起根尖周急症的首要任务是什么？

D. 根管清理和成形的基本目标与原则是什么？

E. 牙齿应该行开放治疗吗？

自学问题解析

A. 牙髓坏死的牙齿可以有以下急症表现：

1. 未出现肿胀的急性根尖周炎。

2. 脓肿有波动感的急性根尖周炎（有或无排脓途径）。

3. 炎症扩散引起面部肿胀的急性根尖周炎（经过或者未经过根管系统排出）（Wolcott，Rossman & Hasselgeren 2011）。

在碰到一位患者正承受痛苦时，我们首先要考虑患者的主诉，本病例患者的主诉是疼痛。其次，我们需要综合考虑病史和患者所述疼痛的性质。除了液化性坏死或多根牙的渐进性坏死（部分坏死），牙髓坏死的牙齿一般对冷诊无反应。而叩诊阳性表明炎症已经波及了根尖周组织。这种情况下，扣诊和咬诊也有可能是阳性。

牙髓坏死发展为急症所表现的疼痛性质一般为持续性的中度到重度的疼痛。表现为自发痛或者由于叩诊或咀嚼等刺激引起的激发痛。当出现跳痛时，患者仰卧会加重疼痛。

疼痛可以定位到具体的牙齿上或者扩散到整个象限甚至其他解剖区域，如耳朵、咽喉和眼睛等（Glick 1962）。

根据牙髓坏死持续的时间和炎症的不同时期，影像学上会有不同的表现：根尖周组织正常，牙周膜间隙增宽或模糊不清，或者清晰的根尖周透射影，也可能表现出致密性骨炎或者牙根吸收的影像。

口外检查发现面部呈不对称性肿胀，肿胀结节一般位于感染区域。口内检查发现牙齿有冠修复体，表明牙齿以前可能存在充填治疗、龋坏、创伤性牙髓暴露或者牙折。软组织检查可能发现有肿胀或者无肿胀。另外，窦道的存在反映出疾病的持续时间和严重程度。

B. 牙冠从未被破坏的牙齿发生牙髓坏死可归为原发性根管内感染。在原发性感染中，坏死的牙髓组织中有10～30种混合菌群（Siqueira & Rocas 2005）。

有研究表明，牙齿根尖周组织破坏越严重，感染的细菌种类越多。感染根管中以革兰阴性厌氧菌为主，尤其是杆菌属如坦纳菌属、卟啉单胞菌属、普雷沃菌属、梭杆菌属以及密螺旋体属（螺旋体）等。一些革兰阳性厌氧菌如特定的链球菌（变异链球菌、消化链球菌、粪肠球菌）和杆菌（放线杆菌、丙酸杆菌、乳酸菌）以及兼性厌氧或微需氧链球菌也可以在原发性感染根管中被发现。某些病毒（人类免疫缺陷病毒、疱疹病毒）和真菌（念珠菌）也可以在原发性根管感染中被找到（Sedgley 2011）。

一些革兰阴性厌氧菌群被发现与患牙症状有关，但也有数据表明这些菌群也可以在无症状的患牙中被发现。

C. 已有研究表明，急性根尖周炎和急性根尖周脓肿是由微生物以及它们的产物从感染的根管中进入根尖与根尖周组织互相交通引起的。治疗急性根尖周炎的首要任务是去除根管内的微生物及其产物。通过有效地清理根管去除引起根尖周炎的刺激物，缓解炎症反应（Peters & Peters 2011）。

牙髓坏死的根管中微生物的清除是通过机械预备（清创）、冲洗液（NaClO，氯己定，EDTA）冲洗以及根管内封药（氢氧化钙）

来完成的（Law & Messer 2004；Sathorn, Parashos & Messer 2007）。根管清创是第一步，即使没有根管消毒，单独机械预备就能去除90%以上的菌群（Dalton et al. 1980）。近期研究发现，与没有进行根管治疗而单独封药相比，清创能显著减少术后疼痛。

感染根管内的大部分微生物是以流体相存在的。一些微生物形成的生物膜可入侵到牙本质小管中，进而以不同深度进入牙本质。当锉接触到牙本质管壁时，理论上可以刮除和破坏生物膜并清除坏死的牙髓组织，最终去除病因（Love, McMillan & Jenkinson 1997）。

目前研究者还没有发现根管清理和成形的器械材质会与整体细菌数量的减少有关联，但根管最终的成形对于减少剩余细菌的数量是至关重要的（Card et al. 2002）。

D. 清理和成形的基本目标是：
- 去除感染的软硬组织。
- 建立药物消毒和冲洗的根管通道。
- 形成充填空间。
- 保留根尖结构的完整性，预防牙根纵裂（Peters & Peters 2011）。

多种类型的锉都能用来清理根管，主要包括K锉、扩孔钻、H锉、拔髓针、C+锉、G钻、P钻、镍钛锉、不锈钢锉、M相锉、可控记忆锉等。通常，首先利用手用锉建立根管顺滑通道，再利用机用锉自身的强度来预备根管。较大锥度旋转器械主要被用来进行根尖成形，而较小锥度旋转器械柔韧性更好，可遵循根管的原有形态并行根尖的安全扩大。旋转器械的模式分为持续性运动或者往复运动。

目前，去除根管内所有的感染牙本质是无法实现的，因为机械预备不能达到所有的根管表面。因此我们综合采用多种预备方法来尽可能弥补这种不足。

通常大部分医生都喜欢采用以下的方法进行根管预备，即先行根管冠方的扩大，再采用不同的预备顺序，使用不同锥度与大小的器械进行根中和根尖1/3的预备。需要特别留意的是，根尖宽度预备得越大，往往会导致越多的感染物质推出根尖孔（Card et al. 2002；Souza 2006）。

每位临床医生都需要考虑根管系统的个体差异性，尽可能维持根管的原有形态，留意较大的解剖变异。不同的个体间，不同的牙齿间甚至是牙根和根管间都会有差异。

E. 早前，医生们为了引流将根管开放至下次就诊的做法是很常见的（Torabinejad et al. 1988）。现在的观点是不主张这样做，因为它可以导致更多的并发症，长期随访发现其降低了根管治疗的成功率（Simon, Chimenti & Mintz 1982）。

牙齿一旦开放后，外来物质就可以进入根尖周组织，条件致病菌无须通过根管系统就能定植于根尖牙本质上。这样就会导致继发性根尖感染，减少成功清除微生物膜的概率。

参考文献

[1] Card, S.J., Sigurdsson, A., Orstavik, D. et al. (2002) The effectiveness of increased apical enlargement in reducing intracanal bacteria. *Journal of Endodontics* **28**, 779–783.

[2] Dalton, B.C., Orstavik, D., Phillips, C. et al. (1980) Bacterial reduction with nickel-titanium rotary instrumentation. *Journal of Endodontics* **24**, 763–767.

[3] Glick, D.H. (1962) Locating referred pulpal pains. *Oral Surgery, Oral Medicine, Oral Pathology* **15**, 613–623.

[4] Law, A. & Messer, H. (2004) An evidence-based analysis of the antibacterial effectiveness of intracanal medicaments. *Journal of Endodontics* **30**, 689–694.

[5] Love, R.M., McMillan, M.D. & Jenkinson, H. F. (1997) Invasion of dentinal tubules by oral streptococci is associated with collagen recognition mediated by the antigen I/II family of polypeptides. *Infection and Immunity* **65**, 5157–5164.

[6] Peters, O.A. & Peters, C.I. (2011) Cleaning and shaping of the root canal system. *Cohen's Pathways of the Pulp* (eds. K. Hargreaves & S. Cohen), 10th edn, pp. 283–248. St. Louis, MO: Elsevier.

[7] Sathorn, C., Parashos, P. & Messer, H. (2007) Antibacterial efficacy of calcium hydroxide intracanal dressing: a systematic review and meta-analysis. *International Endodontic Journal* **40**, 2–10.

[8] Sedgley, C. (2011) *2nd Annual Endodontic Board Review and Scientific Update*. College of Diplomates of the ABE and Columbia College of Dental Medicine, NY.

[9] Simon, J.H., Chimenti, R.A. & Mintz, G.A. (1982) Clinical significance of the pulse granuloma. *Journal of Endodontics* **8**, 116–119.

[10] Siqueira, J.F. Jr. & Rocas, I.N. (2005) Exploiting molecular methods to explore endodontic infections: Part 2 – Redefining the endodontic microbiota. *Journal of Endo-dontics* **31**, 488–498.

[11] Souza, R.A. (2006) The importance of apical patency and cleaning of the apical foramen on root canal preparation. *Brazilian Dental Journal* **17**, 6–9.

[12] Torabinejad, M., Kettering, J.D., McGraw, J.C. et al. (1988) Factors associated with endodontic interappointment emergencies of teeth with necrotic pulps. *Journal of Endodontics* **14**, 261–266.

[13] Wolcott, J., Rossman, L.E. & Hasselgeren, G. (2011) Management of endodontic emergencies. *Cohen's Pathways of the Pulp* (eds. K. Hargreaves & S. Cohen), 10th edn, pp. 40–48. St. Louis, MO: Elsevier.

第6章

急症病例 Ⅲ：牙髓清创，口外切开和引流

Amr Radwan, Katia Mattos

学习目标

- 掌握切开引流的适应证
- 熟悉切开引流所需的医疗物品
- 掌握切开引流的各种方法
- 熟悉切开引流的辅助用药

	磨牙			前磨牙		尖牙	切牙				尖牙	前磨牙		磨牙		
							上颌牙弓									
通用牙位编号系统	1	2	3	4	5	6	7	8	9	10	11	12	13	14	15	16
国际牙科联盟编号系统	18	17	16	15	14	13	12	11	21	22	23	24	25	26	27	28
部位记录法	8	7	6	5	4	3	2	1	1	2	3	4	5	6	7	8

	磨牙			前磨牙		尖牙	切牙				尖牙	前磨牙		磨牙		
部位记录法	8	7	6	5	4	3	2	1	1	2	3	4	5	6	7	8
国际牙科联盟编号系统	48	47	46	45	44	43	42	41	31	32	33	34	35	36	37	38
通用牙位编号系统	32	31	30	29	28	27	26	25	24	23	22	21	20	19	18	17
							下颌牙弓									

右侧	左侧

主诉

"我右侧半边脸肿得很厉害，也很痛，连嘴都张不开。"

系统病史

患者，男，43岁，白种人。生命体征：右臂坐位血压122/78mmHg，心率72次/分，呼吸频率18次/分，体温37.2℃。回顾其系统病史，无药物过敏史。

该患者根据美国麻醉医师学会（ASA）体格状态分类法分为Ⅰ级，无牙科禁忌证。

口腔病史

患者自述右下颌牙齿曾行牙科急症治疗。2天前患者右下颌部位出现剧烈疼痛，使他无法入睡。48小时前，在同一个部位出现肿胀。他的全科医生给他开了250mg力百汀（阿莫西林克拉维酸钾），每天口服3次，并建议他转诊到牙髓专科医生处行#31的诊治。

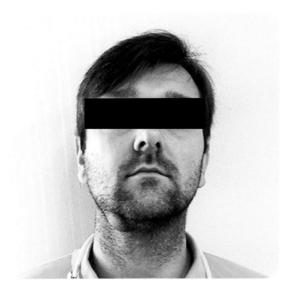

图6.1　右侧下颌角部位肿胀且面部不对称

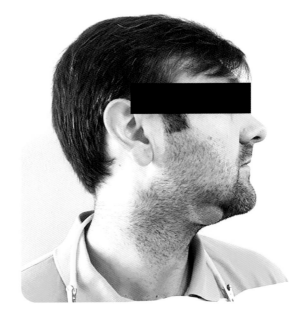

图6.2　皮肤发红，脓肿波动感最强处有亮点

临床评估（诊断过程）

临床检查

口外检查

右侧下颌区面部肿胀不对称（图6.1）。肿胀范围5cm×4cm，颜色发红。触诊皮温升高，肿胀中央部位有一亮点（图6.2）。#31附近软组织触诊中度疼痛。可触摸到下颌下和颈部淋巴结。颞下颌关节正常，没有弹响，张口时无偏斜。

口内检查

患者口腔卫生良好，无牙齿缺失。#29、#30、#31牙周袋探诊深度均>3mm。除了#31外，所有牙齿的牙髓敏感测试均正常。#31大面积龋坏，对冷刺激或牙髓电活力测试均无反应，有触痛和叩痛，松动Ⅱ度。

诊断性测试

牙位	#29	#30	#31
叩诊	–	–	++
触诊	–	–	++
冷诊	+	+	–
松动度	1	1	2
EPT	36/80	38/80	80/80

EPT：牙髓电活力测试；++对叩诊和触诊有反应；+对冷诊反应正常；–对触诊、叩诊和冷诊无反应

影像学检查

患者拍摄了#29、#30、#31的根尖片和咬合翼片。#30有高密度修复体影像，髓室钙化。#29牙髓腔和根尖周组织牙周膜间隙正常。#31近中邻面牙体组织低密度影像，远中根根尖周组织有一3mm×4mm范围的低密度影像（图6.3和图6.4）。

咬合翼片显示多个牙位有树脂充填体（图6.5）。

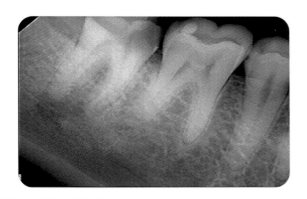

图6.3 #31术前根尖片1

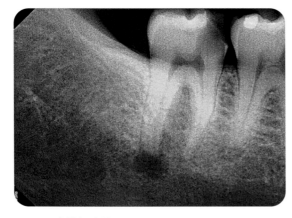

图6.4 #31术前根尖片2

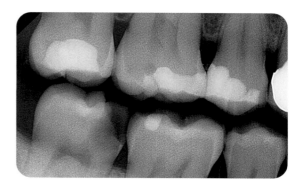

图6.5 #31咬合翼片

术前诊断

牙髓

#31牙髓坏死。

根尖周组织

#31急性根尖周脓肿。

治疗计划

推荐方案

应急方案：切开引流。
常规方案：#31非手术根管治疗。

其他方案

拔除#31，不治疗。

修复方案

桩核冠修复。

预后

良好	不确定	不佳
X		

临床治疗过程：治疗记录

一诊（第1天）：回顾系统病史。主要生命体征：右臂坐位血压122/78mmHg，心率72次/分，

呼吸频率18次/分，体温37.2℃。已告知患者治疗方案，包括拔除患牙。患者选择非手术根管治疗并知情同意。用含1：100000肾上腺素（0.036mg）的2%利多卡因72mg行下牙槽神经的阻滞麻醉以及#31的颊侧黏膜浸润麻醉。

上橡皮障隔离患牙，高速手机带#4球钻不断喷水冷却去除龋坏组织。牙髓探针探查根管。#15K锉（Dentsply Sirona, Johnson City, TN, USA）结合电子根尖定位仪Root ZX®II（J. Morita, Kyoto, Japan）确定工作长度。根管内没有脓液溢出。使用Vortex Blue®（Dentsply Sirona, Johnson City, TN, USA）镍钛旋转器械清理和成形根管。每次更换器械前使用10mL 6%次氯酸钠（NaClO）冲洗根管。

使用中等大小粗糙的纸尖干燥根管。并使用氢氧化钙（Ultracal®XS, Ultradent Products Inc., South Jordan, UT, USA）行诊间封药。暂封膏（3M, Two Harbors, MN, USA）暂封，调整咬合。

切开引流：碘酊棉球消毒口外术区，常规铺巾。切开前常规备皮。在脓肿波动最强处横向切开3cm，根尖周压力缓解后，大量的脓液溢出（图6.6）。使用5mL 0.9%的氯化钠冲洗，直到不再有脓液流出。嘱咐患者遵循医嘱服药：口服500mg阿

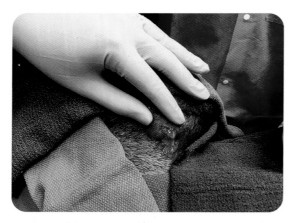

图6.6 切开引流，大量的脓液流出。使用标准铺巾技术隔离患者和术区

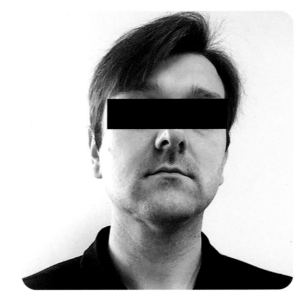

图6.7 应急处理切开引流2周后，患者随访已无症状。皮肤不再发红肿胀。切开引流的部位留有线形的瘢痕

莫西林3次/天，预防感染和肿胀；800mg布洛芬4次/天，缓解疼痛。

二诊（2周后随访）：2周后患者随访，患牙已无疼痛。

回顾患者系统病史：血压123/76mmHg，心率71次/分，患者面部已无肿胀。口外切口处皮肤颜色正常，无肿胀，可见1cm长瘢痕组织（图6.7）。用含1：100000肾上腺素（0.036mg）的2%利多卡因72mg行下牙槽神经阻滞麻醉以及#31的颊侧黏膜浸润麻醉。

橡皮障隔离患牙，去除暂封。依次用10mL 6%NaClO、5mL 17%乙二胺四乙酸（EDTA, Vista Dental Products Racine, WI, USA）冲洗根管，最终用3mL 2%氯己定（CHX；Vista Dental Products）作为终末冲洗液再次冲洗根管。纸尖干燥根管，放主牙胶尖，拍试尖片（图6.8）。

采用热牙胶垂直加压充填法，使用大锥度牙胶尖和AH Plus®根管封闭糊剂（Dentsply Sirona, Konstanz, Germany）充填根管。酸蚀髓室底，涂布粘接剂Calamus®Dual（Dentsply

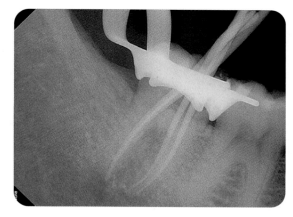

图6.8 #31试主尖的X线片

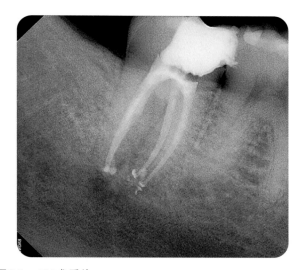

图6.9 #31术后片

Sirona, Johnson City, TN, USA），流动树脂（Ultradent, South Jordan, UT, USA）封闭根管口。无菌棉球和暂封膏暂封冠方开口，调整咬合。拍摄#31术后片（图6.9）。嘱咐患者术后注意事项，并转诊患者去他的全科医生处行#31永久性修复，并继续其他牙齿的治疗。

工作长度、根尖宽度和根充方法

根管	工作长度	根尖宽度及锥度	根充材料和方法
近颊根管	19.5mm	#30/0.04	AH Plus®根管封闭糊剂 热牙胶垂直加压充填法
近舌根管	19.5mm	#30/0.04	AH Plus®根管封闭糊剂 热牙胶垂直加压充填法
远颊根管	19.0mm	#40/0.04	AH Plus®根管封闭糊剂 热牙胶垂直加压充填法
远舌根管	19.5mm	#40/0.04	AH Plus®根管封闭糊剂 热牙胶垂直加压充填法

术后评估

患者分别在6个月和1年时如约进行冠部修复体和根尖周组织愈后的评估。

自学问题

A. 切开引流的诊断标准有哪些？

B. 切开引流的优点有哪些？

C. 切开引流的主要原则有哪些？

D. 切开引流的主要辅助药物有哪些？

E. 切开引流所需的医疗物品有哪些？

F. 头颈部的筋膜间隙有哪些？

自学问题解析

A. 当患者主诉症状为肿胀时，其有多种表现形式：肿胀的性质可以为液态的，也可以为实性的；可以是局限性的，也可以是弥散性的，有时会以蜂窝织炎的形式表现出来。局部肿胀一般局限在口腔内，而蜂窝织炎可沿着筋膜扩散至邻近软组织（Natkin 1974；Sandor et al. 1998）。当软组织发生肿胀且无法通过根管系统得到引流时往往需要切开引流。当肿胀局限且柔软有波动感时，切开引流是最有效的治疗方法（Frank et al. 1983）。

B. 切开引流不但可以减轻水肿组织的压力，有效减轻患者的疼痛，而且还能预防感染通过筋膜及肌肉附件进行扩散。同时这种方式还能为冲洗引流提供通道，细菌代谢产物及炎性介质也会通过这一通道排出（Wolcott, Rossman & Hasselgeren 2011），这样医生就可以收集样本进行细菌培养。更重要的是，切开引流后的局部组织微环境会由厌氧环境变成有氧环境，使得更多的致病厌氧菌难以生存。

C. 切开引流的主要原则有：
- 在脓肿波动感最强的位置切开，且必须穿透骨膜。
- 切口应当与血管平行。
- 切口应当避开重要组织结构。
- 切口边缘应当位于健康的皮肤或黏膜上，如果切口位于窦道的位置，会延长切口愈合的时间，有可能导致瘢痕的形成。
- 窦道周围所有的区域均要仔细探查，以保证分支腔隙脓液的完全排空。

- 术中应当用温热的生理盐水不断冲洗术区以保持切口清洁，同时应当加强血液流动以提高宿主防御能力（Harrington & Natkin 1992）。

D. 止痛药或抗生素并不能代替根管系统的彻底清创和软组织的切开引流，但这两类药物对迅速并持续缓解患者病情有辅助作用。

当患者患有全身性疾病如高烧、牙关紧闭、精神萎靡时，医生在开具抗生素处方时应当慎重。已实施了切开引流并进行了根管治疗术后，仍有进行性感染的患者或本身有免疫缺陷的患者应当给予抗生素治疗（Harrington & Natkin 1992；Sandor et al. 1998）。

非甾体类消炎药尤其是布洛芬适用于治疗急性牙痛的患者，因为这类药物可通过抗炎作用抑制肿胀的发生，同时还有止痛和退热的作用。

E. 切开引流盘中应具备：
- 局部麻醉吸引器。
- #15刀片及刀柄。
- 直头/弯头蚊式血管钳。
- 纱布填塞器。
- 持针器、缝合材料和剪刀。
- 1/4英寸彭罗斯氏（Penrose）引流管。
- 收集脓液的培养瓶或注射器。
- 纱布敷料、绷带、胶带等。
- 皮肤消毒剂、酒精棉球、杀菌剂。

F. 肿胀有可能会发展为危及生命的急症，主要取决于病灶牙的位置以及与其相关的肌肉间隙，肿胀可以是局限性的也可以扩散到周围的筋膜间隙。

牙源性感染可通过以下潜在的解剖结构进行扩散：

- 下颌骨及其下方（口腔前庭、下颌骨体部、颏间隙、颏下间隙、舌下间隙、下颌下间隙）。
- 颊部及其侧面（颊部前庭沟、颊间隙、咬肌间隙、颞间隙）。
- 咽部及颈部（翼下颌间隙、咽旁间隙、颈

部）。
- 面中部（上腭、上唇底部、尖牙间隙、眶周间隙）（Hohl et al. 1983）。

涉及颏下间隙、舌下间隙及下颌下间隙的肿胀称为路德维希咽峡炎。此类病例的肿胀会很快累积咽部及颈部间隙，阻塞患者气道，因此应立即送往医院、急诊室或联系口腔外科医生。

参考文献

[1] Frank, A. L., Simon, J. S., Abou-Rass, M. et al. (1983) Surgical procedures. *Clinical and Surgical Endodontics: Concepts in Practice* (eds. A.L. Frank, J.S. Simon, M. Frank et al.), pp. 91–92. Philadelphia: J.P. Lippincott.

[2] Harrington, G. W. & Natkin, E. (1992) Midtreatment flare-ups. *Dental Clinics of North America* **36**, 409–423.

[3] Hohl, T. H., Whitacre, R. J., Hooley, J. R. et al. (1983) *A Self-Instructional Guide: Diagnosis and Treatment of Odontogenic Infections*. Seattle, WA: Stoma Press.

[4] Natkin, E. (1974) Treatment of endodontic emergencies. *Dental Clinics of North America* **18**, 243–255.

[5] Sandor, G. K., Low, D. E., Judd, P. L. et al. (1998) Antimicrobial treatment options in the management of odontogenic infections. *Journal of the Canadian Dental Association* **64**, 508–514.

[6] Siqueira, J. F. & Rocas, I. (2011) Microbiology and treatment of endodontic infections. In: *Cohen's Pathways of the Pulp* (eds. K. Hargreaves & S. Cohen), 10th edn, pp. 559–600. St. Louis, MO: Mosby Elsevier.

[7] Wolcott, J. Rossman, L. E. & Hasselgeren, G. (2011) Management of endodontic emergencies. In: *Cohen's Pathways of the Pulp* (eds. K. Hargreaves & S. Cohen), 10th edn, pp. 40–48. St. Louis, MO: Elsevier.

第7章

非手术根管治疗病例 I：上颌前牙

Denise Foran

学习目标

■ 熟悉上颌前牙的解剖学变异

■ 掌握影响上颌前牙临床牙髓检查要素

■ 掌握上颌前牙区合理影像学检查方法

■ 掌握上颌切牙牙髓治疗方法

■ 讨论锥形束CT（CBCT）在上颌前牙诊断和治疗中的应用

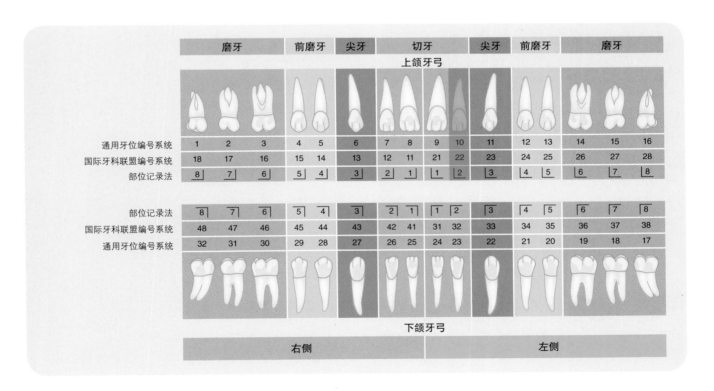

	磨牙			前磨牙		尖牙	切牙				尖牙	前磨牙		磨牙		
							上颌牙弓									
通用牙位编号系统	1	2	3	4	5	6	7	8	9	10	11	12	13	14	15	16
国际牙科联盟编号系统	18	17	16	15	14	13	12	11	21	22	23	24	25	26	27	28
部位记录法	8⌋	7⌋	6⌋	5⌋	4⌋	3⌋	2⌋	1⌋	⌊1	⌊2	⌊3	⌊4	⌊5	⌊6	⌊7	⌊8
部位记录法	8⌉	7⌉	6⌉	5⌉	4⌉	3⌉	2⌉	1⌉	⌈1	⌈2	⌈3	⌈4	⌈5	⌈6	⌈7	⌈8
国际牙科联盟编号系统	48	47	46	45	44	43	42	41	31	32	33	34	35	36	37	38
通用牙位编号系统	32	31	30	29	28	27	26	25	24	23	22	21	20	19	18	17
							下颌牙弓									
	右侧								左侧							

主诉

"我的门牙上有很多充填材料，靠近左侧的好像松动了。"

系统病史

患者，女，白种人，34岁。生命体征：血压110/72mmHg，呼吸频率16次/分，心率70次/分。患者否认手术治疗史，自述有左氧氟沙星类药物过敏史。患者因为焦虑症需每隔12小时服用氯硝西洋，因为抑郁症需每天服用20mg的帕罗西汀。否认饮酒、滥用药物及吸烟史。

该患者根据美国麻醉医师学会（ASA）体格状态分类法分为Ⅱ级。

口腔病史

患者自述1年前上前牙曾因龋坏做过充填治疗，在做充填治疗前无任何不适。充填治疗后约1年，患者自觉已充填牙齿中的一颗逐渐变色并出现咬合无力症状。患者自述十几岁时曾做过正畸治疗，但牙齿从未出现过任何严重的问题。

临床评估（诊断过程）

临床检查

口外检查

口外检查各项指标均在正常范围内。口腔周围的皮肤色泽及质地正常。颞下颌关节（TMJ）检查未见明显异常。颞下颌关节无弹响或脱位。最大张口度正常。头颈部淋巴结扣诊无异常。

口内检查

口内软组织正常。牙龈组织颜色及质地正常。口腔癌筛查呈阴性，口腔卫生良好。上颌前牙牙周探诊深度均为3mm。牙龈无出血及退缩。口内硬

组织检查显示牙列完整且多数上前牙可见树脂充填物。该患者磨牙咬合关系属于Ⅰ类。

诊断性测试

牙位	#9	#10	#11
叩诊	−	−	−
扣诊	−	−	−
冷诊	+	−	+
EPT	+	−	+

EPT：牙髓电活力测试；+：正常反应；−：无反应

影像学检查

拍摄X线片（图7.1）。#8远中邻面见树脂充填物。#9和#10的近中邻面及远中邻面见树脂充填物。#11未见任何修复体。#10根尖透射影。其余根尖周组织正常。

术前诊断

牙髓

#10牙髓坏死。

根尖周组织

#10无症状的根尖周炎。

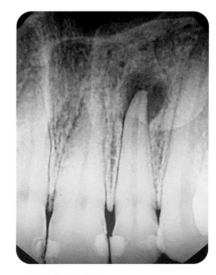

图7.1 #10牙齿的术前X线片

治疗计划

推荐方案

应急方案：无。

常规方案：#10行非手术根管治疗。

其他方案

拔除，无须治疗。

修复方案

全瓷冠修复。

预后

良好	不确定	不佳
X		

临床治疗过程：治疗记录

一诊（第1天）：获得患者知情同意后进行#10非手术根管治疗。在#10的颊侧黏膜注射34mg的利多卡因和0.017mg的肾上腺素进行局部浸润麻醉。用9A号橡皮障夹、橡皮障布和面弓完成#10的术区隔离。用装有#4球钻的高速手机在#10的舌面完成髓腔的入路制备。通过手术显微镜检查开髓口以确定是否存在额外根管。使用#15K锉（Dentsply Sirona，Johnson City，TN，USA）疏通根管，用根尖定位仪（Root ZX®Ⅱ，J. Morita，Kyoto，Japan）确定工作长度。从#10的切缘确定工作长度为23mm。患牙根管分别用#15、#20和#25不锈钢K锉（Dentsply Sirona，Ballaigues，Switzerland）及旋转器械（Dentsply Sirona）预备。旋转器械采用冠向下法预备至#35主尖锉。在器械预备过程中反复用6.0mL 5.25%的次氯酸钠（NaClO）冲洗根管。用无菌纸尖吸干根管。将Ca(OH)₂（Ultradent，South Jordan，UT，USA）注入根

管内行诊间封药。然后用棉球和暂封膏（3M，Two Harbors，MN，USA）暂封患牙。调整咬合使患者感觉舒适。交代患者术后注意事项。建议患者每6小时服用600mg非处方药布洛芬止痛。如果患牙出现严重的疼痛或肿胀，建议患者及时联系就诊医生。为患者预约复诊时间。

二诊（第7天）：患者1周后复诊完成牙髓治疗。患者自述自第一次牙髓治疗后未出现任何不适。在#10的颊侧黏膜注射34mg的利多卡因和0.018mg的肾上腺素进行局部浸润麻醉。橡皮障隔离患牙。去除暂封材料，用6.0mL 5.25%的NaClO、1.0mL 17%乙二胺四乙酸（EDTA）和3.0mL 2%氯己定溶液交替冲洗根管。使用#35/0.04锥度的主牙胶尖（Dentsply Sirona，Petropolis，Brazil）试尖，回拉有阻力。拍摄X线片确定主尖的位置（图7.2）。用冷牙胶侧方加压充填法及氧化锌丁香油糊剂（Roth International，Chicago，IL，USA）充填根管。髓腔内放置棉球及暂封膏暂封#10。拍摄术后X线片（图7.3）。患者被转至口腔全科医生处行患牙永久性修复。预约患者1年后复查，评估根尖周炎症的愈合情况。将该患牙的术后治疗报告发送给患者的口腔全科医生。

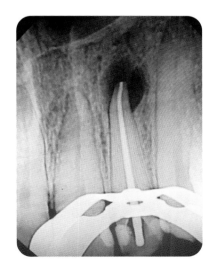

图7.2 #10试主尖的X线片

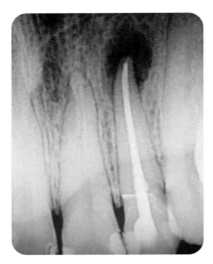

图7.3 #10牙齿的根充后X线片

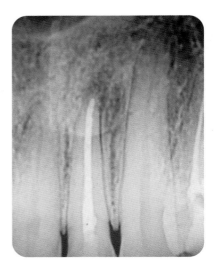

图7.4 #10牙齿治疗术后1年X线片

工作长度、根尖宽度和根充方法

根管	工作长度	根尖宽度及锥度	根充材料和方法
单根管	23.0mm	#35/0.04	氧化锌丁香油糊剂，冷牙胶侧方加压充填法

术后评估

三诊（术后1年随访）：患者复查评估#10牙齿根管治疗术后效果。患者术后无症状且主诉症状已彻底消失。口腔软组织和牙周探诊深度正常。拍摄根尖片。与术前X线片相比，#10牙齿起初的根尖透射影已经消失，根尖周组织愈合良好（图7.4）。全科医生已对患牙行桩核冠永久性修复。#9和#11牙齿情况未改变。

自学问题

A. 评估上颌前牙的X线片时应该考虑哪些解剖结构？

B. 如何在上颌前牙区进行诊断性测试？

C. 对于上颌前牙的牙髓诊断检查，初诊时应该采用哪种影像学检查方式？

D. 列举上颌前牙因解剖学变异影响非手术根管治疗相关的例子。

E. 列举上颌前牙因发育异常影响非手术根管治疗相关的例子。

自学问题解析

A. 错误识别上颌前牙正常解剖结构将会导致诊断错误。鼻腭管，也被称为切牙管或者前腭管，是位于上颌腭中部的一条管道，位于上颌中切牙根部的后方（图7.5）。鼻腭管起始处表现为椭圆形的透射影，注意避免误认为是根尖周透射影。真性根尖周透射影一定与牙齿紧密相关。应当仔细评估牙周膜间隙是否有增宽和不连续。牙周膜的宽度和（或）形态的改变有助于根尖周病变的诊断（Strindberg 1956）。

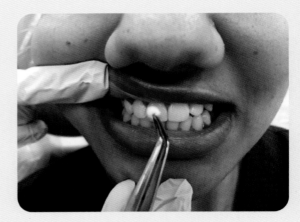

图7.6　使用蘸有冷冻剂棉球进行冷诊测试

B. 初诊牙髓疾病的诊断性测试包括温度测试、牙髓电活力测试、叩诊和扪诊。在上颌前牙，这些测试都是按一定步骤进行的（图7.6～图7.8）。冷诊测试是一种用来确定恒牙牙髓状态的有价值且可靠的方法（Petersson et al. 1999）。牙髓电活力测试的原理是激发低阈值的Aδ纤维以及通过离子的液体移动来激发健

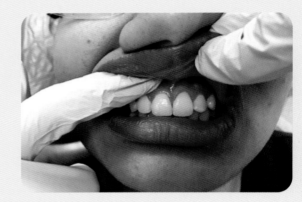

图 7.7　食指扪诊根尖黏膜

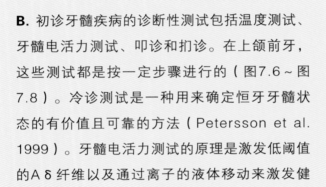

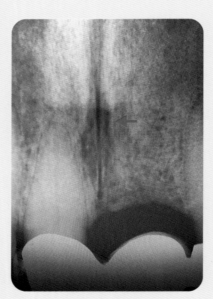

图7.5　被误认为是根尖病变的鼻腭管

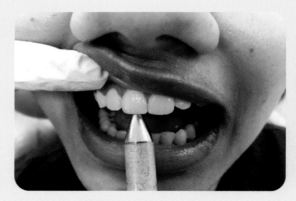

图7.8　使用口镜柄进行叩诊测试

康牙髓的阳性反应（Närhi et al. 1979）。医生可通过叩诊和扪诊检测根尖牙周膜的状态。牙髓组织的炎症反应是引起机械性刺激痛的一个重要原因。这种炎症导致了早期阶段的牙源性疼痛（Owatz et al. 2007）。

C. 牙髓治疗除了临床检查外，还需要进行影像学检查。多张不同投照角度的根尖片可以提高诊断的准确性（Brynolf 1970）。牙弓的自然曲度可能会引起牙根的重叠。不同的投射角度会改变影像上牙齿的位置（图7.9和图7.10）。

D. 上颌前牙通常为单根单根管牙（Vertucci 1984）。然而，有病例报道部分上颌前牙出现双根。额外牙根在根尖片上并不是很明显，只有在开髓后才会被发现（图7.11）。使用手术显微镜和/或CBCT有助于确定是否存在解剖变异（Patel et al. 2015）。CBCT还可以为医生提供更多有关病变范围的信息。在图7.12中，可以看到根尖周病变及其与颊腭侧骨之间关系的3D影像。

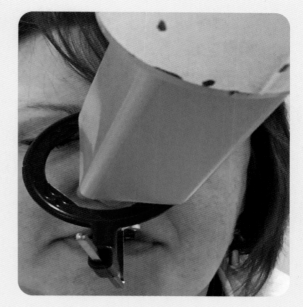

图7.10　前牙根尖片的不同拍摄角度

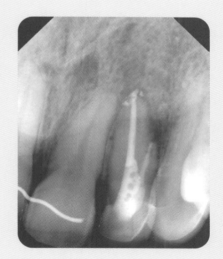

图7.11　有两个根管的上颌侧切牙X线片

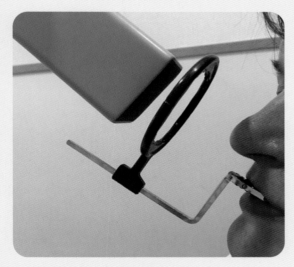

图7.9　前牙根尖片的平行投照技术

E. 牙内陷是在牙体组织钙化前，成釉器卷叠入牙乳头内的一种发育异常（Oehlers 1957；Gound 1997）。研究报道，牙内陷的发生率为0.04%～10%；其中最常发生于恒侧切牙（Gound 1997）。这类异常发育的牙齿容易发生牙髓坏死。牙内陷增加了患牙的根管治疗难度，因此最好由牙髓专科医生来处理。

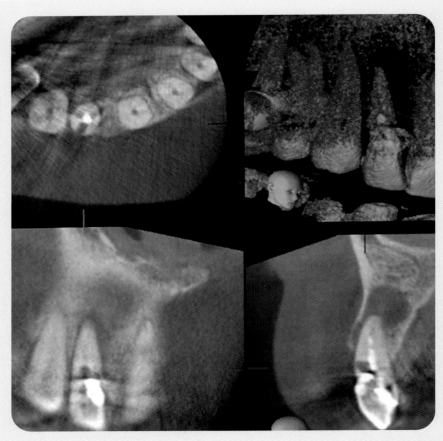

图7.12　右侧上颌侧切牙的CBCT。左上方为#7牙齿根管治疗后的冠状位图。由于内吸收导致颊侧骨板的缺损。右上方为3D合成的上颌骨图像。右下方、左下方分别为#7牙齿的矢状向和轴向视图。这些图像为医生提供了有关病变的大小和范围的信息

参考文献

[1] Brynolf, I. (1970) Roentgenolgic periapical diagnosis. IV. When is one roentgenogram not sufficient? *Swedish Dental Journal* **63**, 415–423.

[2] Gound, T. G. (1997) Dens invaginatus – a pathway to pulpal pathology: A literature review. *Practical Periodontics and Aesthetic Dentistry* **9**, 585–594.

[3] Närhi, M., Virtanen, A., Kuhta, J. et al. (1979) Electrical stimulation of teeth with a pulp tester in the cat. *Scandinavian Journal of Dental Research* **87**, 32–38.

[4] Oehlers, F. A. (1957) Dens invaginatus (dilated composite odontome). I. Variations of the invagination process and associated anterior crown forms. *Oral Surgery, Oral Medicine, and Oral Pathology* **10**, 1204–1218.

[5] Owatz, C. B., Khan, A. A., Schindler, W. G. et al. (2007) The incidence of mechanical allodynia in patients with irreversible pulpitis. *Journal of Endodontics* **33**, 552–556.

[6] Patel, S., Durack, C., Abella, F. et al. (2015) Cone beam computed tomography in Endodontics-a review. *International Endodontic Journal* **48**, 3–15.

[7] Petersson, K., Söderström, C., Kiani-Anaraki, M. et al. (1999) Evaluation of the ability of thermal and electrical tests to register pulp vitality. *Endodontics & Dental Traumatology* **15**, 127–131.

[8] Strindberg, L. Z. (1956) The dependence of the results of pulp therapy on certain factors. An analytic study based on radiographic and clinical follow-up examinations. *Acta Odontologica Scandinavica* **14** (Suppl. 21).

[9] Vertucci, F. J. (1984) Root canal anatomy of the human permanent teeth. *Oral Surgery, Oral Medicine, and Oral Pathology* **58**, 589–599.

第8章

非手术根管治疗病例Ⅱ：下颌前牙

Jessica Russo Revand, John M. Russo

学习目标

■ 了解下颌切牙牙髓治疗的特点及选择最佳临床
方案的难点

■ 熟悉下颌切牙的根管解剖形态类型

■ 了解制备下颌切牙开髓洞形轮廓的原因，并且

能够根据不同的牙体形态设计相应的开髓洞形

■ 掌握鉴别和发现下颌切牙复杂解剖形态的各种
检查手段

■ 了解导致下颌前牙根尖周透射影像形成的牙源
性及非牙源性因素以及牙髓活力测试的重要性

	磨牙			前磨牙		尖牙	切牙		尖牙	前磨牙		磨牙		
						上颌牙弓								
通用牙位编号系统	1	2	3	4	5	6	7	8	9	10	11	12	13	14	15	16
国际牙科联盟编号系统	18	17	16	15	14	13	12	11	21	22	23	24	25	26	27	28
部位记录法	8	7	6	5	4	3	2	1	1	2	3	4	5	6	7	8
部位记录法	8	7	6	5	4	3	2	1	1	2	3	4	5	6	7	8
国际牙科联盟编号系统	48	47	46	45	44	43	42	41	31	32	33	34	35	36	37	38
通用牙位编号系统	32	31	30	29	28	27	26	25	24	23	22	21	20	19	18	17
						下颌牙弓								
		右侧							左侧						

主诉

"我的牙痛，牙龈也肿了。"

系统病史

患者，男，12岁。回顾系统病史：心血管系统、呼吸系统、消化系统、生殖泌尿系统、骨骼肌系统、神经系统及内分泌系统均无异常。目前没有接受药物治疗，不存在已知的药物过敏史。生命体征：左臂坐位血压94/60mmHg，心率92次/分。

该患者根据美国麻醉医师学会（ASA）体格状态分类法分为Ⅰ级。

口腔病史

患者首次在牙体牙髓病科就诊之前，已行全口正畸治疗6个月。患者的父母告知医生，患者在戴正畸托槽约2年之前，下颌前牙有外伤病史。外伤后患者自觉#25区域疼痛伴肿胀，大约1周前，以上症状伴随窦道形成引流后得到缓解。

临床评估（诊断过程）

临床检查

口外检查

患者无淋巴结疾病或发热体征。

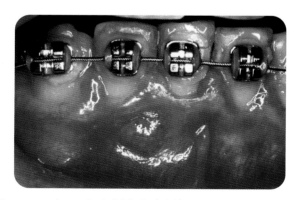

图8.1　#25与#26间颊侧黏膜肿胀伴随窦道的术前照片（图片来源：Domenico Ricucci医生提供）

口内检查

右侧下颌切牙区颊黏膜肿胀，#25及#26间颊侧牙龈处可见窦道（图8.1）。#25颊侧从近中到远中的牙周探诊深度分别为3mm、2mm、3mm，舌侧从近中到远中的牙周探诊深度分别为3mm、2mm、3mm。

诊断性测试

牙位	#24	#25	#26
叩诊	–	++	–
扣诊	–	+	–
冷诊	+	–	+
松动度	0	2	0
EPT	+	–	+
窦道	无	有	无

EPT：牙髓电活力测试；++：重度反应；+：对叩诊、扣诊有反应，冷诊和牙髓电活力反应正常；–：对叩诊、扣诊、冷诊及牙髓电活力无反应

影像学检查

下颌#23～#27根尖片如图8.2所示。牙体组织无龋坏，可见正畸托槽与弓丝。牙槽骨高度正常。#25根尖存在4mm×6mm的根尖周透射影像，透射区延伸至#25远中面，牙槽嵴顶以下。#25根尖向近中轻度位移。

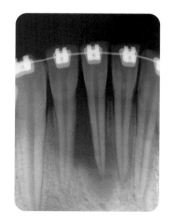

图8.2　#23～#27术前X线片。图示#25根尖向近中轻度位移，#25远中骨吸收情况（图片来源：Domenico Ricucci医生提供）

术前诊断

牙髓

#25牙髓坏死。

根尖周组织

#25慢性根尖周炎。

治疗计划

推荐方案

应急方案：清除牙髓，氢氧化钙封药。

常规方案：非手术根管治疗。

其他方案

不治疗，拔除#25。

修复方案

复合树脂修复。

预后

良好	不确定	不佳
X		

临床治疗过程：治疗记录

　　一诊（第1天）：左臂坐位血压为94/60 mmHg，心率92次/分。医生在完成临床检查和影像学检查后，做出术前诊断并制订相应的治疗计划，与患者及家属沟通治疗方案存在的风险和益处。获得了患者父母对于牙髓治疗的知情同意。使用20%苯佐卡因进行表面麻醉，进一步行神经阻滞麻醉，在牙体颊侧及舌侧分别注射含0.018mg肾上腺素的利多卡因36mg。使用Ivory 9夹钳（Heraeus Kulzer，Wehrheim，Germany）将橡皮障固定在#25正畸托槽与弓丝的根方。使用浸润了3%次氯酸

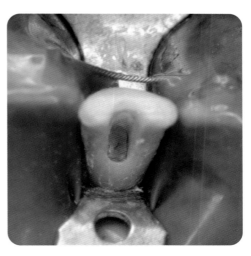

图8.3　#25根充后的开髓洞形。洞形预备延伸到切嵴的中间部分，是为了建立针对年轻患者粗大的根管的直线通路。基于牙体内部与外部的解剖学因素，近远中向预备较为保守（照片来源：Domenico Ricucci医生提供）

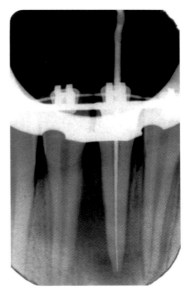

图8.4　测定工作长度（图片来源：Domenico Ricucci医生提供）

钠（NaClO）的小棉球擦拭牙冠表面。在高速手机上安装#2手术长度的球钻和裂钻制备开髓洞形。开髓洞形的轮廓为向切缘轻度扩展的椭圆形，以达到根管口可视的目的（图8.3）。扩展舌隆突区域至舌面以利于发现是否存在舌侧根管。在确定颊侧根管后，将#10K锉尖端预弯30°，沿着颊侧根管的舌面探查舌侧根管。使用#10K锉结合电子根尖定位仪

Root ZX® II（J. Morita，Kyoto，Japan）及X线片确定工作长度（图8.4）。颊侧根管与舌侧根管在根尖1/3区域融合（Vertucci II型结构）。使用手用K锉与H锉将每个根的根尖1/3预备至#20，用H锉与#2、#3、#4GG钻预备冠方2/3区域。冲洗溶液为1%的NaClO溶液。无菌纸尖干燥根管。使用Lentulo®螺旋输送器（Dentsply Sirona，Ballaigues，Swizerland）将Ca(OH)₂糊剂输送入根管，根管口压入棉球。使用Cavit™（3M，Two Harbors，MN，USA）封闭开髓洞口。术后医嘱，告知患者术后可以使用温盐水漱口以促进脓液从窦道排出。

二诊（第8天）：患者自觉症状消失，窦道闭合。#24～#26颊侧前庭沟未见软组织肿胀。获得患者父母对于治疗的口头知情同意。对患者实施麻醉，使用20%苯佐卡因进行表面麻醉后行神经阻滞麻醉（在颊舌侧注射含有0.018mg肾上腺素的利多卡因36mg）。使用Ivory 9夹钳将橡皮障固定在#25正畸托槽与弓丝的根方。使用H锉将根尖宽度预备至#40，再联合K锉与H锉采用逐步后退法将根管上段预备至#60。冲洗溶液为1%的NaClO溶液。无菌纸尖干燥根管。颊舌侧根管内分别放置牙胶与可长时间操作的根管封闭糊剂（Pulp Canal Sealer™ EWT，Kerr Corporation，Romulus，MI），颊侧根管内根据工作长度放置#40牙胶，舌侧根管内放置长度达根管融合处的#30牙胶。使用蓝色手柄的侧压针和相应的辅尖通过冷牙胶侧方加压方式充填封闭根管。用勺形携热器在釉牙骨质界处去除多余的牙胶。患牙局部酸蚀、涂布粘接剂、充填复合树脂，完成永久的堆核。抛光树脂表面，并检查咬合。向患者及患者的父母交代术后医嘱。术后X线片显示，糊剂通过粗大的舌侧根管挤压到根管的远中面（图8.5和图8.6）。

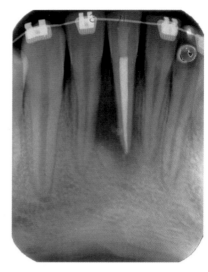

图8.5　#25术后X线片。根管的封闭性体现在牙根远中面粗大的侧支根管得到了有效充填（图片来源：Domenico Ricucci医生提供）

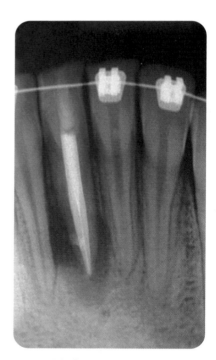

图8.6　术后从不同的角度拍摄X线片观察颊舌侧根管良好的封闭效果（图片来源：Domenico Ricucci医生提供）

工作长度、根尖宽度和根充方法

根管	工作长度	根尖宽度	根充材料和方法
颊侧根管	22.0 mm	#40	Pulp Canal Sealer™ EWT 冷牙胶侧方加压充填法
舌侧根管	22.0 mm	#40	Pulp Canal Sealer™ EWT 冷牙胶侧方加压充填法

术后评估

三诊（术后第13年随访）：患者术后第13年的X线片随访记录显示，术前的根部周围透射影像完全消失，并且根周形成了硬骨板（图8.7）。根管远中面渗出的多余封闭糊剂已吸收。#25叩诊与扣诊均无不适，无松动。颊侧从近中到远中的牙周探诊深度分别为3mm、2mm、3mm，舌侧从近中到远中的牙周探诊深度分别为3mm、2mm、3mm。

四诊（术后第14年随访）：术后第14年的X线片随访记录显示根尖周组织影像未见异常（图8.8）。#25叩诊与扣诊均无不适，无松动。颊侧从近中到远中的牙周探诊深度分别为3mm、2mm、3mm，舌侧从近中到远中的牙周探诊深度分别为3mm、2mm、3mm。

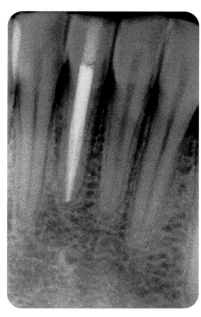

图8.7 术后第13年随访。X线片对比术前的透射影像，显示根尖病变完全愈合，牙根远中面渗出的封闭糊剂完全吸收（图片来源：Domenico Ricucci医生提供）

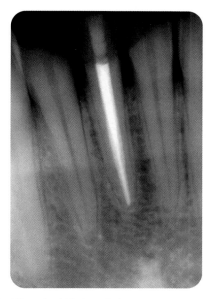

图8.8 术后第14年随访（图片来源：Domenico Ricucci医生提供）

自学问题

A. 下颌切牙第二根管的发生率是多少？下颌切牙有哪些解剖特点需要特别注意？

B. 在设计下颌切牙开髓入路的时候需要考虑哪些解剖学因素？

C. 寻找下颌切牙第二根管时如何选择合适的探查器械？

D. 如何判断放射影像图片中的透射影为牙源性或非牙源性的？

E. 经过根管治疗后下颌切牙的最佳修复方案是什么？

自学问题解析

A. 虽然下颌切牙主要为单根管牙，但是双根管的存在概率相对较高。其中双根双管型的发生率较低。有文献多次证实并对比了下颌切牙与上颌切牙复杂的根管解剖形态（表8.1）。因此除非经过检查证实，否则下颌中切牙与侧切牙均应按照双根管的情况来治疗。

术者应在术前和术中拍摄不同角度的X线片以便获取更多的解剖影像（图8.9）。或者利用锥形束计算机断层扫描技术（CBCT）可以清楚地观察到下颌切牙双根管或独立两根的走行（图8.10）（Paes da Silva Ramos Fernandes et al. 2014）。在下颌前牙中，下颌尖牙存在两个根的概率是最高的，有报道指出这一比例高达12%（Rahimi et al. 2013）。

B. 与所有牙髓治疗的病例一样，制备下颌切牙的开髓洞形至关重要。与相对容易找到的颊侧根

管相比，下颌切牙的第二根管往往偏向舌侧。因此，制备合适的开髓洞形对于定位所有的根管十分关键。中切牙与侧切牙从根管口到根尖孔理想的直线通路在解剖结构上基本都位于或接近切

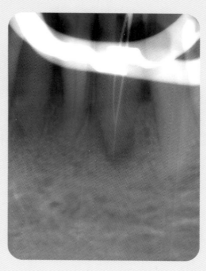

图8.9 角度投照显示工作长度的X线片，同时判定是否存在第二根管（图片来源：Domenico Ricucci医生提供）

表8.1 下颌切牙根管解剖形态

作者	年度	牙齿数目	牙齿类型	冠方单根管	冠方双根管	1个根尖孔	2个根尖孔
Vertucci	1984	100	中切牙	70%	30%	97%	3%
		100	侧切牙	75%	25%	98%	2%
Caliskan	1995	100	中切牙	69%	29%	96%	2%
		100	侧切牙	69%	31%	98%	2%
		100	尖牙	89%	11%	97%	3%
Rahimi	2013	186	中切牙	81%	19%	99.5%	0.5%
		128	侧切牙	83%	17%	99.2%	0.8%
		131	尖牙	93%	6%	100%	0
Shaikh	2014	100	侧切牙	61%	39%		
Lin	2014	706	中切牙	89%	11%		
		706	侧切牙	74.5%	25.5%		

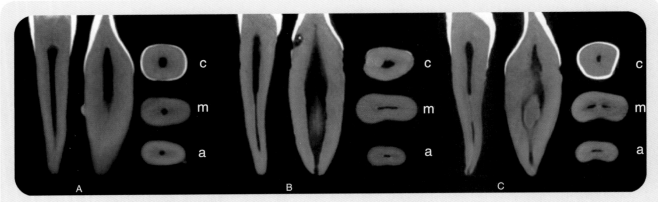

图8.10　3颗不同的牙不同解剖部位的Micro-CT图：A：Vertucci Ⅰ型圆形根管，B：Vertucci Ⅰ型椭圆形根管，C：Vertucci Ⅲ型根管。横截面图像标记：c=颈部；m=根中部；a=根尖部 [图片来源：Paes da Silva Ramos Fernandes等提供（2014）]

嵴的唇侧。从颊侧制备开髓洞形的方法，可以保留更多的冠方牙本质（Logani et al. 2009）。然而，出于美学因素的考虑，标准的临床开髓洞形应位于牙体的舌侧中心。下颌切牙合适的开髓制备洞形如图8.11所示。值得注意的是，在中切牙与侧切牙上三角形轮廓的开髓洞形的范围需涉及髓角。这样做的主要目的是为了避免将来残留的牙髓导致牙冠变色。当遇到年龄超过40岁的患者时，髓腔沉积继发性牙本质，开髓洞形应变为椭圆形，以保留更多的冠方牙本质（Nielsen &

Shamohammadi 2005）。对于所有的切牙，在舌隆突切端与舌侧进行扩展预备十分重要。切端的扩展可以获得器械进入根尖孔的直线通路，沿着舌隆突的舌侧扩展可以使术者获得对于舌侧根管口的视野（图8.12）。基于下颌切牙存在双根管的概率较高，建议采用不同水平的角度来投照X线片以确定是否存在第二根管（Mahajan et al. 2016）。当然，如果可以使用CBCT辅助检查，将是确定根管解剖结构最可靠的方法。当确定了开髓洞形、合适的预备角度和扩展范围后，根管

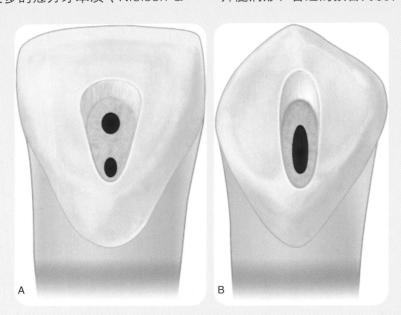

图8.11　A：下颌中切牙与侧切牙的开髓洞形轮廓；B：下颌尖牙的开髓洞形轮廓（图片来源：Oran Suta先生提供）

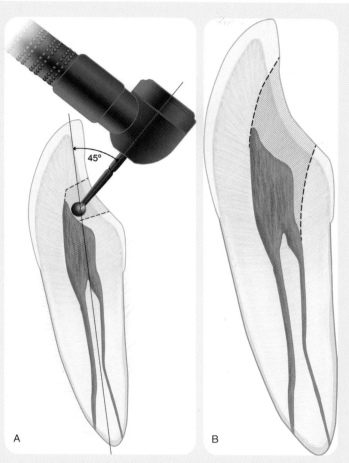

图8.12　下颌中切牙侧面观。A：进入髓腔前球钻预备的初始角度，B：开髓洞形在切嵴与舌隆突区域的扩展范围，以达到建立直线通路的效果，便于找到舌侧的根管（图片来源：Oran Suta先生提供）

治疗将会更具有可预测性。

　　有3种情况可以考虑在较小的切牙中使用唇侧开髓的方法：覆盖义齿的基牙，外伤性水平向折裂的患牙，根管治疗后计划全覆盖修复的患牙。这种从唇侧开髓的方法，在最大限度地保留了冠方牙本质的基础上，提供了进入根管到达根尖区域真正意义上的直线通路。

C. 在寻找下颌切牙的第二根管时，第一步需要做到以上开髓洞形的制备要求。Endo-Z®车针（Dentsply Sirona，Ballaigues，Switzerland）可以用来扩展舌隆突区域，以获得舌侧的最佳入路，并确定第二根管存在的位置。在寻找切牙的舌侧根管时，使用手术显微镜或高倍数的放大镜和照明设备也是非常重要的辅助手段。在这些精细的操作步骤中，放大设备的作用不容小觑。有研究表明，显微镜的应用有助于在单根牙中找到93%的第二根管（Rahimi et al. 2013）。如果需要向深部探查，超声器械尖可用于去除妨碍术者视野的牙体组织。使用较尖的探查器械在初期穿过根管口时十分有利，继而可以使用#10手用器械来进一步探查根管走行。

D. 当遇到看似完整的下颌切牙诊断为根尖周炎时，应当考虑是否存在外伤、切端磨损（磨耗）导致髓腔钙化，或外在的颈部磨损、吸收等因素导致牙髓坏死。如果不存在这些外部破坏牙髓健康的因素，就必须利用牙髓电活力测试的方法来确定病变是否是牙源性的。冷测试与牙髓电活力测试仪都可以用来判定牙髓坏死继发根尖周炎的诊断。如果具有根尖周炎的患牙对牙髓活力测试仍然有反应，可能表明根尖区域的病变并非牙源性的。与下颌切牙活髓根尖周炎诊断相关的特异性鉴别诊断有：纤维性异常增生，牙骨质-骨发育不良，中心性巨细胞肉芽肿，以及较为少见的多发性骨肿瘤、鳞状细胞癌、乳腺癌等转移性肿瘤（Özgür et al. 2014）。诊断的重点是对任何的根尖周炎病例都应进行牙髓电活力测试。尤其当X线片无法显示明确的病因时更应如此。如果怀疑是非牙源性因素导致的病损，那么强烈建议对病变组织行活组织检查。

E. 下颌中切牙及侧切牙的冠方修复有其特殊性。有回顾性研究认为全冠修复的方式并没有显著提高经过牙髓治疗后前牙的治疗成功率（Sorensen & Martinoff 1984）。很多牙医并不推荐全覆盖的修复方式，他们认为在完成牙髓治疗后，冠方剩余牙体组织较少，而修复空间有限，难以达到预备全冠修复体对于牙体外形及美观的要求。对于体积较小的牙齿行桩核修复容易造成根裂。事实上，冠方牙体组织较完整的下颌切牙比用桩核冠修复的牙体组织抗横折性能更强（Gluskin et al. 1995）。如果冠方剩余牙体组织不足，必须加以修复时，下颌切牙与侧切牙狭窄的近远中径将会限制根管预备或桩道预备的宽度。请时刻注意下颌切牙修复空间有限这个问题，在制备开髓洞形时，既要在切舌向充分扩展以利于找到第二根管及建立根管口到根尖的直线入路，又应充分保留冠方牙体近远中的牙本质。在众多影响牙齿长期治疗成功率的因素中，开髓洞形的制备是最关键的因素。

参考文献

[1] Çalişkan, M., Pehlivan, Y., Sepetçioğlu, F. *et al.* (1995) Root canal morphology of human permanent teeth in a Turkish population. *Journal of Endodontics* **21**, 200–204.

[2] Gluskin, A. H., Radke, R. A., Frost, S. L. et al. (1995) The mandibular incisor: Rethinking guidelines for post and core design. *Journal of Endodontics* **21**, 33–37.

[3] Lin, Z., Hu, Q., Wang, T. *et al.* (2014) Use of CBCT to investigate the root canal morphology of mandibular incisors. *Surgical and Radiologic Anatomy* **36**, 877–882.

[4] Logani, A., Singh, A., Singla, M. *et al.* (2009) Labial access opening in mandibular teeth – an alternative approach to success. *Quintessence International* **40**, 597–602.

[5] Mahajan, P., Grover, R., Bhandari, S. K. *et al.* (2016) Management of mandibular lateral incisor with two roots: A case report. *International Journal of Medical and Dental Sciences* **5**, 1093–1097.

[6] Nielsen, C. J. & Shahmohammadi, K. (2005) Effect of mesio-distal chamber dimension on access preparation in mandibular incisors. *Journal of Endodontics* **31**, 88–90.

[7] Özgür, A., Kara, E., Arpaci, R. *et al.* (2014) Nonodontogenic mandibular lesions: Differentiation based on CT attenuation. *Diagnostic and Interventional Radiology* **20**, 475–480.

[8] Paes da Silva Ramos Fernandes, L. M., Rice, D., Ordinola-Zapata, R. *et al.* (2014) Detection of various anatomic patterns of root canals in mandibular incisors using digital periapical radiography, 3 cone-beam computed tomographic scanners, and micro-computer tomographic imaging. *Journal of Endodontics* **40**, 42–45.

[9] Rahimi, S., Milani, A. S., Shahi, S. *et al.* (2013) Prevalence of two root canals in human mandibular anterior teeth in an Iranian population. *Indian Journal of Dental Research* **24**, 234–236.

[10] Shaikh, M. A., Kalhoro, F. A. & Sangi, L. (2014) Frequency of second canal in mandibular lateral incisors (In-vitro). *Pakistan Oral & Dental Journal* **34**, 147–149.

[11] Sorensen, J. A. & Martinoff, J. T. (1984) Intracoronal reinforcement and coronal coverage: A study of endodontically treated teeth. *Journal of Prosthetic Dentistry* **51**, 780–784.

[12] Vertucci, F. J. (1984) Root canal anatomy of the human permanent teeth. *Oral Surgery, Oral Medicine, Oral Pathology, Oral Radiology, and Endodontology* **58**, 589.

第9章

非手术根管治疗病例Ⅲ：上颌前牙之疑难病例（冠方1/2钙化的根管系统）

Andrew L. Shur

学习目标

■ 了解如何在术前明确可能对治疗效果及长期成功率产生不利影响的因素

■ 掌握定位深度钙化根管的方法

■ 了解内漂白改善美学效果的作用原理及影响美白效果稳定性的因素

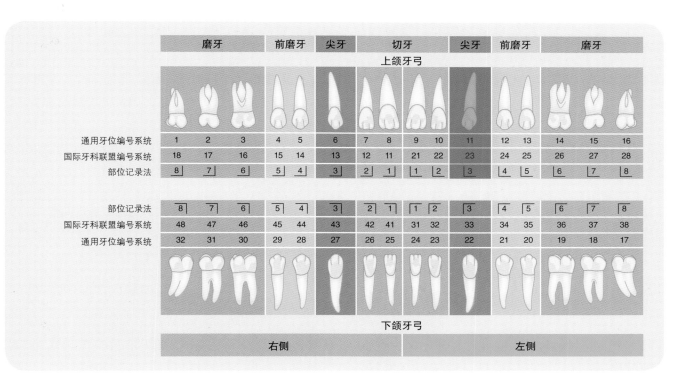

主诉

"我希望我的牙齿颜色亮白一些，并且和其他牙齿颜色协调一致。"

系统病史

患者，女，58岁，白种人。生命体征：血压120/78mmHg，心率60次/分。患者患有轻度抑郁症，并处于精神方面用药治疗期间。自述对可卡因过敏。目前服用以下药物：西酞普兰、鲁尼斯塔、盐酸安非他酮缓释片、钙、维生素D、左甲状腺素。

该患者根据美国麻醉医师学会（ASA）体格状态分类法分为Ⅱ级。

口腔病史

患者否认#11近些年有外伤史及正畸治疗史。否认与#11有关的任何不适症状；但是她注意到#11随着时间的延长牙冠颜色逐渐变暗。患者咨询了她的全科牙医，随后该医生将她转诊至牙髓专科医生处，以确诊#11是否需要进行牙髓治疗和内漂白治疗。

临床评估（诊断过程）

临床检查

口外检查

口外检查未见异常。

口内检查

口周及口内检查未见任何异常。所有的组织在颜色及形态上都未见明显异常。#11未见牙龈退缩，颊舌侧牙周探诊深度均在1~3mm的范围内。#11无龋坏、裂纹、修复体、吸收性缺损等。#11与邻牙及对侧尖牙相比，颜色更深，如图9.6所示。

诊断性测试

牙位	#10	#11	#12
叩诊	WNL	WNL	WNL
扪诊	WNL	WNL	WNL
冷诊	WNL	无反应	WNL
松动度	1	1	1
咬诊	–	–	–

WNL：在正常范围内；–：咬诊时无疼痛

影像学检查

#11未行修复，牙冠完整。牙槽骨高度及牙周膜宽度均在正常范围内。#11的X线片上未见根侧方及根尖明显异常。根管显示在根冠方1/2和根尖区域钙化。

术前诊断

牙髓

#11牙髓坏死。

（诊断依据单纯为牙齿对热测反应表现为"不冷"；但是，这可能是因为根管冠方存在大量的钙化物质的缘故）

根尖周组织

#11根尖组织正常。

治疗计划

推荐方案

推荐患者回到全科医生处试行牙齿外漂白治疗和/或贴面修复。基于放射影像学检查、临床检查及锥形束计算机断层扫描技术（CBCT）检查结果，认为该患牙无须行牙髓治疗。

其他方案

#11牙髓治疗和内漂白。

修复方案

    如果行去髓治疗，切端及腭侧用树脂充填开髓孔或者行贴面的修复方案。

预后

良好	不确定	不佳
X		

临床治疗过程：治疗记录

    一诊（第1天）：对#11拍摄根尖周X线片（图9.1）。行口外及口内检查。X线片及临床检查结果均正常。因为患者无不适症状，且主诉为牙齿变色，因此并不推荐行牙髓治疗。建议患者于全科医生处试行牙齿外漂白治疗，并考虑美容贴面修复改善变色的牙冠。患者对推荐的治疗计划表示理解，并计划与她的全科医生讨论选择外漂白及美容修复的治疗方案。

    二诊（2年后第1天）：患者2年后随访。患牙仍然无不适症状，新的根尖片与之前拍摄的结果一致，均显示为在根管系统中根冠方1/2钙化（图9.2）。采用局部区域视野的CBCT和拍摄全景片检查（J. Morita Kyoto，Japan），确认轴向、冠向、矢状向上根管内冠方1/2根管钙化（图9.3～图9.5）。她已经咨询了她的全科医生，有关选择外漂白和美容修复的治疗方案。全科医生考虑到她的牙冠内变色程度较深，建议她进行内漂白。该医生认为外漂白治疗不能充分获得满意的美学效果，并且犹豫是否应该在完整的牙冠上行美容贴面修复。我们告知患者在#11牙髓治疗过程中，因根管冠方1/2钙化而可能存在的潜在风险；由于该患牙没有任何症状，并且X线片和CBCT检查都正常，患者被告知医生并不会因为要探查钙化的根管而进行过度的操

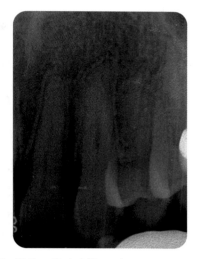

图9.1 术前X线片：首诊（第1天）

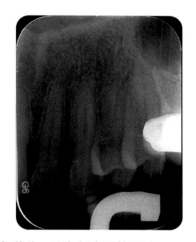

图9.2 术前X线片：二诊（2年后第1天）

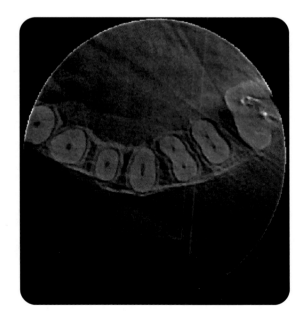

图9.3 CBCT轴向扫描片显示#11根中部根管

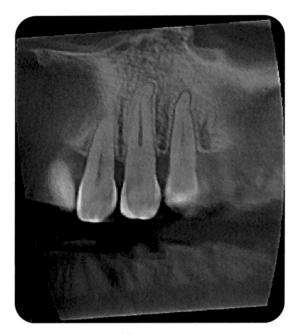

图9.4 #11正面CBCT扫描片

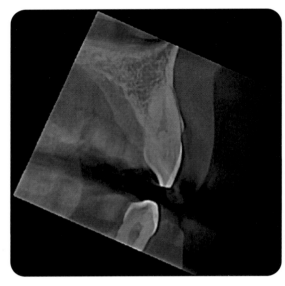

图9.5 #11矢状向CBCT扫描片

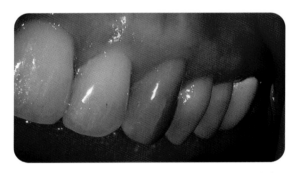

图9.6 临床照片显示#11因为内部的钙化导致的牙齿变色

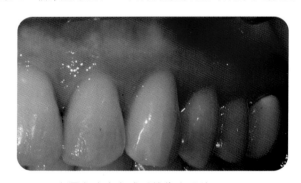

图9.7 #11内漂白治疗完成后的临床照片

作，但她的患牙仍然有穿孔的可能性。患者签署了牙髓治疗与内漂白治疗的知情同意书，并预约了治疗时间。

三诊（第26天）： 患者按照预约时间就诊。检查并记录患者的血压及心率。使用2支含有1：100000肾上腺素的1.8mL利多卡因实施局部浸润麻醉。#11上橡皮障隔离。在牙科显微镜下制备#11腭侧开髓孔。临床操作证实了X线片及CBCT的检查结果，牙冠及根管冠方的牙体组织钙化。使用长柄小号锉，配合使用乙二胺四乙酸（EDTA）、次氯酸钠（NaClO）及手术操作显微镜（SOM），能够在牙根的中央分辨出颜色较暗的环状牙本质区域是钙化根管的区域。用长柄锉和超声器械仔细地沿着颜色较暗的牙本质探查，最终找到了根管口的位置。在整个治疗过程中，根中部及颈周没有去除过多的牙本质，也未发生穿孔的情况。根管内的牙髓组织坏死，因为它没有呈现出"正常牙体"组织中典型的粉红色健康组织的特征。配合机用器械及不锈钢手用器械使根管成形。使用5.25%的NaClO

和17%的EDTA溶液冲洗根管。超声工作尖振荡冲洗液清理根管，使用小型的吸唾装置和纸尖干燥根管。使用#8手用锉检查根管是否畅通。热熔牙胶配合AH Plus®根管封闭糊剂（Dentsply Sirona，Konstanz，Germany）垂直加压充填根管到距离釉牙骨质界内几毫米的位置。将Cavit™（3M，Two Harbors，MN，USA）放置在牙胶与釉牙骨质界之间，以隔离漂白剂。临床医生认为在做内漂白时，Cavit™能从始至终达到与玻璃离子或者树脂一样的保护及封闭根管口的作用。医生谨慎地将硼酸钠与过氧化氢混合物放入髓腔。使用Cavit™暂封开髓孔并进行临时修复。交代术后医嘱，并预约患者进行"漂白检查"的时间。

四诊（1周后随访）：患者就诊复查漂白效果。患牙无不适症状。尽管颜色比首诊时（图9.6～图9.8）有所改善，但是牙冠颜色仍然偏暗，患者希望继续漂白。#11再次上橡皮障隔离。未实行麻醉术。去除Cavit™，蒸馏水冲洗髓腔。放入新的硼酸钠与过氧化氢混合物，Cavit™暂封。预约患者再次复查漂白效果的时间。

五诊（2周后随访）：患者就诊复查漂白效果。患牙仍然无任何不适症状。尽管牙齿的颜色与第一次漂白效果相比有所改善，但牙冠颜色仍然有轻度的发暗，患者希望继续漂白。#11再次进行橡皮障隔离。不实行麻醉术。去除Cavit™，使用蒸馏

水冲洗髓腔。放入新的硼酸钠与过氧化氢混合物，Cavit™暂封。患者预约再次"漂白检查"时间。

六诊（4周后随访）：患者就诊复查，对#11颜色感到满意。#11再次使用橡皮障隔离。不实施麻醉。去除Cavit™，使用蒸馏水冲洗髓腔。使用粘接复合树脂充填开髓孔并抛光。进行必要的咬合检查并调整咬合。拍摄术后的X线片（图9.9）。该患者执行的是标准的复查随访程序。

术后评估

1年后从转诊医生处获得有关患者X线片的电子邮件（图9.10）。当时患者并没有在诊室进行临床检查。

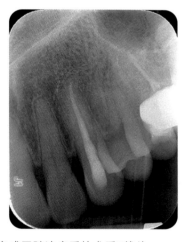

图9.9　#11完成牙髓治疗后的术后X线片

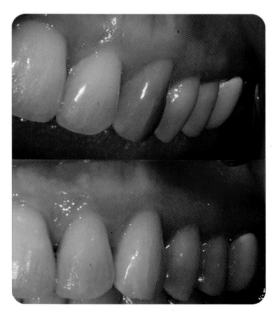

图9.8　#11内漂白术前及术后对比图（上图：内漂白术前，下图：内漂白术后）

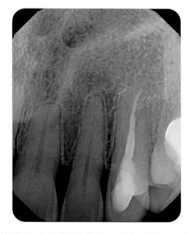

图9.10　从转诊医生处获得术后1年的随访X线片

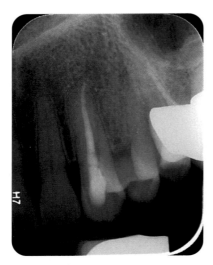

图9.11　#11术后4年随访的X线片

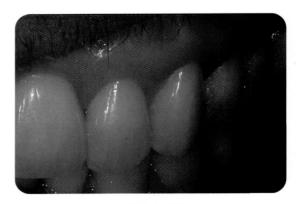

图9.12　#11术后4年随访的临床照片

七诊（4年后随访）：术后4年患者行随访复查。患牙没有任何不适症状，#11的根尖片显示无任何异常（图9.11）。根尖周的组织也未见明显异常。4年内#11的颜色保持在稳定状态（图9.12）。预约患者1年后再次复查。

自学问题

A. 牙科手术操作（surgical operating micro-scope，SOM）如何帮助临床医生在牙根内定位钙化根管？

B. CBCT如何指导临床医生在牙根内定位钙化根管深部的走行？

C. 内漂白的适应证有哪些？

D. 为什么对于牙髓病的患者进行超过6个月到1年的随访是十分必要的？

E. 请解释为什么治疗阻塞性根管（pulp canal obliteration，PCO）对于临床医生是一种挑战，并列举有助于治疗的工具和仪器。

自学问题解析

A. 与头戴式牙科放大镜或肉眼观察相比，SOM为临床医生提供了更好的照明与放大效果。使用SOM（Carr & Murgel 2010）可以轻松地定位钙化的根管位置。聪明的临床医生能够通过辨别牙本质的颜色变化、半透明度、屈光特性等方法，学习如何从钙化的牙髓中辨别牙本质，以此定位钙化牙髓组织的残余物。以往髓腔底穿或者过度的扩大根管口会导致钙化牙齿的寿命减低；而SOM的出现会使这些病例更常规化、更具有可预见性。

B. 根尖周的X线片是从2D角度显示组织的结构，而CBCT是从3D角度显示组织的结构。当仔细小心地向下疏通牙根以定位深部的根管时，2D放射影像图仅能在近远中方向上引导临床医生的操作。尽管这一信息是有用的，但是临床医生对于颊舌方向上的信息一无所知。虽然临床医生会认为在根尖片上他/她几乎接近根管，但事实上可能已经近乎牙根穿孔，而这种穿孔通常是颊向的。此外，CBCT软件具有的"测量工具"常常可以用来帮助确定牙齿切缘参照点到根尖孔的距离。在治疗过程中，矢状向及轴向的扫描片可以指导临床医生更安全地在牙根范围内探查根管深处的位置（Nallapati 2015）。

C. 尽管在过去文献中报道过对于内漂白的治疗效果并不乐观，但如果合理使用，内漂白技术将是改善前牙变色较安全和有效的方法。建议使用未加热的漂白剂，同时在釉牙骨质界水平范围内放入足够厚度（≥2mm）的修复材料作为保护屏障。内漂白的适应证有因为血液分解产物导致的内在变色，修复材料、过量的氟化物以及某些药物治疗或外伤后根管钙化所导致的变色（Abbott & Heah 2009）。内漂白对于各种类型牙齿变色的治疗效果都很好，并且能保持数年。

D. 回顾以往，牙髓治疗的随访率往往较低。如果牙髓病科医生随访患者，通常他们会随访6个月至1年。但临床医生应该努力获得"长期"的随访。以上病例在发表时已经进行了4年的随访，然而这并不能算为"长期"，但可以被认为是"中期"。当介绍病例时，6个月至1年的随访可以有效地帮助临床医生评估根尖愈合的效果（Orstavik 1996）；但是，牙髓病科医生应该考虑牙髓治疗结束后的牙齿存留率。短期的随访可以让临床医生从以治疗过程为中心的角度判断病例是否成功；但是，应该从以患者为中心的角度经过长期的随访来评估最终的疗效。

E. PCO的治疗分为不同难易程度（McCabe & Dummer 2012）。4%～24%的患者在创伤后表现为不同程度的PCO。具有PCO的患牙很难依靠敏感性测试来检测，从技术层面上看，治疗这些患牙最大的挑战在于如何定位钙化根管真实的走行。从治疗计划的角度，把握治疗时机对于临床医生也是一个挑战，例如对于完全没有症状的PCO患牙是否立即进行治疗？建议对于PCO患牙，只有当其具有临床表现或症状提示根尖病变时再行治疗。可以帮助临床医生成功治疗PCO的工具和仪器包括（但不限于）：SOM、CBCT、长柄小号锉、EDTA、超声器械，还有小直径（#6和#8）手用锉。

参考文献

[1] Abbott, P. & Heah, S. Y. (2009) Internal bleaching of teeth: an analysis of 255 teeth. *Australian Dental Journal* **54**, 326–333.

[2] Carr, G. B. & Murgel, C. A. (2010) The use of the operating microscope in endodontics. *Dental Clinics of North America* **54**, 191–214.

[3] McCabe, P. S. & Dummer, P. M. (2012) Pulp canal obliteration: An endodontic diagnosis and treatment challenge. *International Endodontic Journal* **45**, 177–197.

[4] Nallapati, S. (2015) Clinical management of calcified teeth. In: *Best Practices in Endodontics: A Desk Reference* (eds. R. S. Schwartz & V. Canakapalli), pp. 124–128. Chicago: Quintessence.

[5] Orstavik, D. (1996) Time-course and risk analysis of the development and healing of chronic apical periodontitis in man. *International Endodontic Journal* **29**, 150–155.

第10章

非手术根管治疗病例Ⅳ：上颌前磨牙

Daniel Chavarría-Bolaños, David Masuoka-Ito, Amaury J. Pozos-Guillén

---

学习目标

- 掌握上颌前磨牙非手术根管治疗的临床治疗和用药方法
- 掌握上颌前磨牙牙髓诊断要点
- 了解上颌前磨牙非手术根管治疗的术前准备事项（包括解剖学特点以及临床治疗和用药方法等）
- 依据最优证据分析不同局部麻醉方式选择的原因
- 掌握非手术根管治疗的临床处理方法（包括机械预备、根管冲洗和根管充填）
- 了解哪些修复方式会影响经非手术根管治疗上颌前磨牙的预后

	磨牙			前磨牙		尖牙	切牙				尖牙	前磨牙		磨牙		
							上颌牙弓									
通用牙位编号系统	1	2	3	4	5	6	7	8	9	10	11	12	13	14	15	16
国际牙科联盟编号系统	18	17	16	15	14	13	12	11	21	22	23	24	25	26	27	28
部位记录法	8̲	7̲	6̲	5̲	4̲	3̲	2̲	1̲	1̲	2̲	3̲	4̲	5̲	6̲	7̲	8̲
部位记录法	8	7	6	5	4	3	2	1	1	2	3	4	5	6	7	8
国际牙科联盟编号系统	48	47	46	45	44	43	42	41	31	32	33	34	35	36	37	38
通用牙位编号系统	32	31	30	29	28	27	26	25	24	23	22	21	20	19	18	17
							下颌牙弓									
	右侧							左侧								

主诉

"我这个位置（指的是颧骨下，#5区域）剧痛，全天都痛，尤其用这颗牙（#5）咬东西的时候，服用止痛药没有效果，疼痛困扰了我1周。"

系统病史

患者，男，38岁。自述无任何系统疾病病史。

该患者根据美国麻醉医师学会（ASA）体格状态分类法分为Ⅰ级。

口腔病史

患者已接受多次口腔治疗，#5可见近中－殆面－远中银汞合金充填体（已充填数年，具体年限不详）。

临床评估（诊断过程）

临床检查

口外检查

口外检查示颈部淋巴结无肿大，咀嚼肌触诊无压痛，口周及口内软组织无炎症、色素沉着或其他明显异常。口外软组织健康无不适。最大张口度时颞下颌关节无疼痛、弹响或偏移。

口内检查

右侧上颌第一前磨牙区牙龈无炎症，但可见黏膜红斑。牙周探诊深度为2mm。口腔卫生尚可，全口牙齿动度正常。

诊断性测试

牙位	#5	#4	#12
叩诊	轻度不适	正常	正常
扣诊	正常	正常	正常
冷诊	无反应	正常	正常

#3和#6已行根管治疗且无症状，因此未做诊断性测试

影像学检查

#3和#6已行根管治疗。#4根尖周组织未见明显异常，银汞合金充填体边缘密合性良好。右侧上颌区牙齿未见牙体组织低密度影。#5可见近中－殆面－远中高密度充填体影像，根尖区牙周膜间隙增宽（图10.1）。充填体下未见明显的牙体组织低密度影。

术前诊断

牙髓

#5牙髓坏死。

根尖周组织

#5有症状的根尖周炎。

治疗计划

推荐方案

应急方案：无。

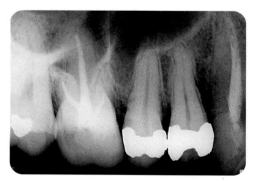

图10.1　术前X线片，#5可见近中－殆面－远中高密度充填体影像，充填体下未见明显龋损，根尖区牙周膜间隙增宽

常规方案：#5行非手术根管治疗。

其他方案

拔除#5。

修复方案

复合树脂充填。

预后

良好	不确定	不佳
X		

牙齿结构保持良好，无咬合创伤，无慢性根尖区损伤。

临床治疗过程：治疗记录

一诊（第1天）：治疗前，获取患者全部病史，患者签署知情同意书。向患者简要介绍整个治疗方案。嘱患者服用25mg右旋酮洛芬氨丁三醇（Stein Corp., Cartago, Costa Rica）完成超前镇痛。15分钟后，使用含2%肾上腺素（1：100000，Septodont, Lancaster, PA, USA）的盐酸甲哌卡因行局部浸润麻醉。5分钟后，反复叩诊以确认麻醉效果。使用#2橡皮障夹（Hu-Friedy, Chicago, IL, USA）上橡皮障，充分隔离患牙。

使用#6钨钢球钻去除原银汞合金充填体。显微镜下检查剩余牙体组织是否存在裂纹或折裂。去尽龋坏组织，使用牙龈封闭剂（OpalDam®, Ultradent, South Jordan, UT, USA）进一步隔离患牙。随后，在大量3.5%次氯酸钠（NaClO）溶液冲洗下使用柱状金刚砂车针开髓。冲洗髓腔，使用尖端为金刚砂的超声工作尖探查到两个根管（颊侧根管和舌侧根管）。预备前使用3.5% NaClO溶液轻柔冲洗两个根管。

完成初始消毒后，使用电子根尖定位仪Root ZX® II（J. Morita, Kyoto, Japan）测定两个根管工作长度。将#10手用K锉与根尖定位仪连接，然后将其轻轻插入各根管直到定位仪指示到达根尖狭窄区。颊侧和舌侧根管工作长度分别为22mm和21mm。使用手用器械（分别以#15K锉开始和#25K锉结束）预备根管。更换器械之前，均使用3.5% NaClO溶液充分冲洗根管，再使用#10K锉进行回锉。手动预备后，使用ProTaper® Universal（Dentsply Sirona, Ballaigues, Switzerland）机用旋转锉将根尖区预备至F2。同手动预备，更换器械前使用3.5% NaClO充分冲洗根管并保证根管的通畅。预备至F2后，超声荡洗根管。将非金刚砂的不锈钢超声工作尖（Satelec, Merignac, France）置于距根尖冠方3mm处。根管内注满NaClO溶液，超声荡洗30秒（荡洗时应该避免超声工作尖接触牙本质壁）。预备、冲洗后，使用17%乙二胺四乙酸（EDTA）溶液冲洗根管（浸泡根管30秒）。最终，再以NaClO溶液冲洗根管。使用气枪（Capillary™tips, Ultradent, South Jordan, UT, USA）和纸尖（ProTaper® Universal, F2, Dentsply Sirona, Ballaigues, Switzerland）干燥根管。

使用连续波加压充填法（B & L, McKinney, TX, USA）进行根管充填。使用两根根尖宽度为F2的牙胶进行试尖（F2）后，以牙胶尖蘸取一薄层根管糊剂（TopSeal®, Dentsply Sirona, Konstanz, Germany）并插入根管内。使用α相牙胶尖（B & L, McKinney, TX, USA）完成两个根管根尖1/3充填，并使用#5和#7垂直加压器（Schilder®, Obtura Spartan Endodontics, Algonquin, IL, USA）轻轻压实。随后，使用β相热牙胶（B & L, McKinney, TX, USA）完成剩余根管的充填并进行垂直加压。拍摄X线片以确认根充恰填（图10.2）。

根管充填后，清除多余根管糊剂，将一干燥

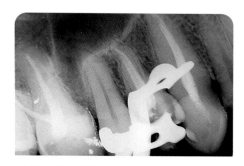

图10.2　根管充填后影像学评估。热牙胶注入、垂直加压后即刻拍摄根尖片确认根管充填效果。如图可见部分糊剂超出根尖孔

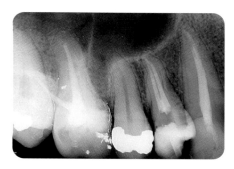

图10.3　术后X线片。可见根管充填已完成，冠方可见无菌棉球放置的空间和暂封材料

无菌棉球置于髓腔，Cavit™暂封材料（3M，North Rhine-Westphalia，Germany）封闭开髓孔。再次拍摄X线片（图10.3）。嘱患者2小时内禁食、禁水，并尽快复诊完成永久性修复。

鉴于患者术前有疼痛主诉，我们采用组合镇痛药多重给药的镇痛方案。嘱患者在未来3天内每8小时服用25mg右旋酮洛芬氨丁三醇（Laboratorios Stein，Cartago，Costa Rica）加500mg对乙酰氨基酚（Laboratorios Stein，Cartago，Costa Rica）。3天后如果疼痛持续存在，建议患者继续服用右旋酮洛芬氨丁三醇2天。如果5天后疼痛症状仍然持续存在，建议患者复诊进行检查评估。

1周后，医生根据患者术后状况决定最终修复的时机。问诊及检查发现患者术后仅服用了3天止痛药并且患牙现已无不适症状。使用复合树脂充填材料（Filtek™ Z350，A2，3M，Two Harbors，MN，USA）完成#5充填修复。

工作长度、根尖宽度和根充方法

根管	工作长度	根尖宽度及锥度	根充材料和方法
颊侧根管	22mm	ProTaper® Universeal F2	TopSeal®糊剂，垂直加压充填法
腭侧根管	21mm	ProTaper® Universeal F2	TopSeal®糊剂，垂直加压充填法

术后评估

二诊（术后29个月随访）：患者按照预约时间复诊。临床检查提示：#4、#5和#6牙周组织健康，未见明显龋坏；#5无不适症状，触诊及叩诊未见异常；#5原树脂充填体边缘密合，功能良好；影像学检查示根尖周组织未见明显炎症及病理性改变（图10.4）。

三诊（术后63个月随访）：患者按照预约时间进行再次检查。与初诊时情况相比较，临床检查及影像学检查未见异常变化（图10.5）。嘱患者1年后再次复诊继续评估患牙的治疗效果。

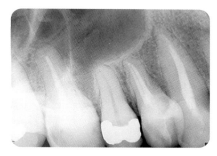

图10.4　术后29个月随访。#5根管治疗后预后良好、树脂充填体边缘密合，超出根尖孔的糊剂已全部吸收

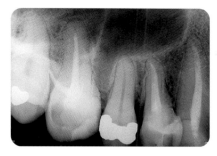

图10.5　术后63个月随访。#5根管治疗后根尖未见明显异常。患牙无不适症状，咬合功能正常

自学问题

A. 列举引起上颌前磨牙疼痛的非牙源性因素。

B. 阐述上颌前磨牙根管治疗时涉及的重要解剖结构。

C. 列举上颌前磨牙牙髓治疗时影响其麻醉方法的重要因素。

D. 对于有疼痛症状的患牙行牙髓治疗前先行超前镇痛的优点有哪些？

E. 有症状患牙行牙髓治疗后最佳给药方案是什么？

自学问题解析

A. 尽管大多数牙痛与牙髓和/或牙周状况相关，医生在诊治过程中也应该考虑并排除其他引起牙痛的非牙源性因素。依据Okeson（2014）等研究报道，常见的非牙源性疼痛包括：

- 局部肌筋膜性牙痛（当涉及咬肌和颞肌时，好发于上颌后牙区）。
- 非牙源性鼻窦炎（因鼻窦窦口炎症导致疼痛感受器受压迫进而引起上颌牙齿疼痛）。
- 偏头痛（尤其是面中部偏头痛，它可以引起上颌牙齿的疼痛）。
- 神经性疼痛（由诸如三叉神经痛或者局部持续非典型性牙痛等引起的偶发症状）。
- 心因性疼痛（无组织病损，患者反复多次将心理性疾患误认为牙痛）。

B. 由于上颌前磨牙的解剖变异，在影像学上显示为"简单"的病例往往最终在治疗过程中会成为"复杂"的病例。仅仅依据临床和影像学检查几乎不可能获悉患牙真实的解剖学特点。不同人群同一位点牙齿的解剖结构也不相同。近期一篇综述（Ahmad & Alenezi 2016）总结了上颌前磨牙重要的解剖学特点：大多数上颌第一前磨牙有1个（41.7%）或者2个（56.6%）牙根；但是根管数目与牙根数目并不直接相关。例如，86.6%的上颌第一前磨牙有2个根管。从临床角度来讲，最常见的解剖变异是前磨牙存在第三个牙根。从根尖角度来讲，大多数前磨牙拥有1个（29.5%）或者2个（68.6%）根尖孔，并且大多数（66.6%）根尖孔的位置并不在根尖处（Ahmad & Alenezi 2016）。

C. 成功的麻醉是牙髓治疗的重要前提，而影响麻醉成功与否最关键的因素是麻醉方法的选择（Malamed 2013）。如果条件允许，建议使用血管收缩剂，以延长麻醉持续时间和减少麻醉的毒副作用。应用低酸度系数（pKa）分子类麻药，可以有效地改善局部炎症（由牙髓坏死或牙髓炎引起）造成的低pH环境。这种情况下，甲哌卡因对有炎症的上颌前磨牙的麻醉是非常有优势的。鉴于其低血管舒张作用、低酸度系数和强亲脂性，甲哌卡因是很好的选择。

D. 对于有疼痛症状的患牙行牙髓治疗，超前镇痛具有很大的优势。超前镇痛的首选适应证是牙髓治疗前存在疼痛症状、有麻醉失败的先例（Hargreaves & Keiser 2002）和牙髓治疗术中/术后疼痛（Pak & White 2011）。预先服用几种类似布洛芬这样的非甾体类消炎药（NSAIDs），被证实可以增强麻醉的效果（Noguera-Gonzalez et al. 2013）。超前镇痛可以延长麻醉的持续时间，还可以减轻患者术后的疼痛症状。超前镇痛的另一个主要优点是可以减少术后用药，从而降低药物的毒副作用（Sagiroglu 2011）。

E. 当出现以下情况时建议术后给药：有轻度到重度的术前剧痛，麻醉效果不佳、出现术中疼痛，或者治疗过程中出现意外等。术后用药必须综合考虑药物的分子结构和最佳的用药方案以便于成功控制患牙疼痛症状。

非甾体类消炎药依然是控制疼痛的首选药物（Laskarides 2016）。分析布洛芬、酮洛酸、右旋酮洛芬和依托西布等药物的分子结构，结果显示以上药物均能取得相似且良好的临床效果。但是，最终选择哪一种药物必须结合患者的全身健康状况（比如系统病史、药物过敏史和/或者其他服药史等）。当不推荐使用非甾体类消炎药时，可以考虑使用对乙酰氨基酚或者双效镇痛剂（如曲马多）。如果单一用药不能取得理想的效果，建议考虑联合用药，优先考虑复合镇痛药（Buvanendran & Kroin 2009）。若可以使用非甾体类消炎药，推荐将其与对乙酰氨基酚和曲马多联合使用。若不能使用非甾体类消炎药时，仍然可以考虑将对乙酰氨基酚和曲马多联合使用

以达到止痛效果，但是这一联合用药缺少抗炎作用。

建议使用"个性化"用药方案。"个性化"用药方案旨在依据患者需求用药，因为没有一个标准处方能够适用于所有的患者。例如，当术前疼痛剧烈并伴药物止痛效果不佳时，应建议在术后48～72小时内多次给药以缓解疼痛症状并在初始给药时首先使用复合镇痛药。如果患者自述短期内症状有所改善，则可以考虑减少1剂或2剂用药（比如仅单独使用非甾体类消炎药直至症状完全消除）。

参考文献

[1] Ahmad, I. A. & Alenezi, M. A. (2016) Root and root canal morphology of maxillary first premolars: A literature review and clinical considerations. *Journal of Endodontics* **42**, 861–872.
[2] Buvanendran, A. & Kroin, J. S. (2009) Multimodal analgesia for controlling acute postoperative pain. *Current Opinion in Anaesthesiology* **22**, 588–593.
[3] Hargreaves, K. M. & Keiser, K. (2002) Local anesthetic failure in endodontics. *Endodontic Topics* **1**, 26–39.
[4] Laskarides, C. (2016) Update on analgesic medication for adult and pediatric dental patients. *Dental Clinics of North America* **60**, 347–366.
[5] Malamed, S. (2013) Pharmacology of local anesthetics. In: *Handbook of Local Anesthesia* (ed. S. F. Malamed), 6th edn, pp. 25–38. St. Louis, MO: Mosby Elsevier.
[6] Noguera-Gonzalez, D., Cerda-Cristerna, B. I., Chavarria-Bolanos, D. et al. (2013) Efficacy of preoperative ibuprofen on the success of inferior alveolar nerve block in patients with symptomatic irreversible pulpitis: A randomized clinical trial. *International Endodontic Journal* **46**, 1056–1062.
[7] Okeson, J. P. (2014) Dental pains. In: *Bell's Oral and Facial Pain* (ed. J. P. Okeson), 7th edn, pp. 249–285. Chicago: Quintessence.
[8] Pak, J. G. & White, S. N. (2011). Pain prevalence and severity before, during, and after root canal treatment: A systematic review. *Journal of Endodontics* **37**, 429–438.
[9] Sagiroglu, G. (2011) Comparing early postoperative period analgesic effect of dexketoprofene trometamol and lornoxicam in mediastinoscopy cases. *Eurasian Journal of Medicine* **43**, 23–26.

第11章

非手术根管治疗病例 Ⅴ：下颌前磨牙

Takashi Okiji

学习目标

■ 熟悉下颌前磨牙牙根和根管的形态

■ 熟悉下颌前磨牙和下牙槽神经间的解剖关系

■ 了解下颌前磨牙根管治疗过程中造成神经损伤的相关并发症

	磨牙			前磨牙		尖牙	切牙				尖牙	前磨牙		磨牙		
							上颌牙弓									
通用牙位编号系统	1	2	3	4	5	6	7	8	9	10	11	12	13	14	15	16
国际牙科联盟编号系统	18	17	16	15	14	13	12	11	21	22	23	24	25	26	27	28
部位记录法	8⌋	7⌋	6⌋	5⌋	4⌋	3⌋	2⌋	1⌋	⌊1	⌊2	⌊3	⌊4	⌊5	⌊6	⌊7	⌊8
部位记录法	8⌉	7⌉	6⌉	5⌉	4⌉	3⌉	2⌉	1⌉	⌈1	⌈2	⌈3	⌈4	⌈5	⌈6	⌈7	⌈8
国际牙科联盟编号系统	48	47	46	45	44	43	42	41	31	32	33	34	35	36	37	38
通用牙位编号系统	32	31	30	29	28	27	26	25	24	23	22	21	20	19	18	17
							下颌牙弓									
			右侧								左侧					

主诉

"自觉右下颌肿痛，肿痛部位已在外科医生处治疗。现肿痛感基本消失，但仍感下唇麻木。"

系统病史

患者，女，71岁。除服用钙通道阻滞剂控制高血压外，病史无特殊。患者无已知的药物过敏史。

该患者根据美国麻醉医师学会（ASA）体格状态分类法分为Ⅱ级。

口腔病史

患者由口腔外科医生转诊建议行#29牙髓治疗。约1个月前，患者因右下颌严重的自发痛和肿胀，伴右侧面部皮肤及下唇黏膜敏感性丧失，由全科医生转诊至口腔外科医生处治疗。全科医生已行开髓引流，未封闭开髓孔。口腔外科医生诊断为#29引起的急性根尖周脓肿，随后在波动感最强的肿胀部位行脓肿切开引流，并开具了头孢类抗生素（Flomox®）行消炎治疗。几天后患者肿痛感消失。但首诊14天后，右下颌部位仍存在麻木感。医生开具了维生素B₁₂用以治疗感觉异常，并将患者转诊至牙体牙髓病科行#29牙髓治疗。

临床评估（诊断过程）

临床检查

口外检查

下颌下区及颈部未见肿胀或淋巴结肿大。用探针评估软组织敏感性，结果显示右侧颏部和下唇皮肤感觉减弱。

口内检查

右侧口腔黏膜感觉减弱直达中线处。患者口腔卫生差。#29殆面可见开放的开髓孔，颊侧牙颈部

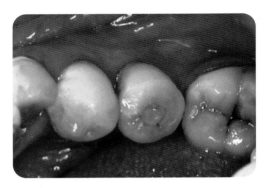

图11.1　#29术前口内照片

可见旧的复合树脂充填物（图11.1），近中、舌侧和远中牙颈部靠近龈缘处可见龋坏。患牙牙周探诊深度为3~4 mm。

诊断性测试

牙位	#31	#29	#28
叩诊	−	+	−
扣诊	−	+	−
冷诊	+	−	+
EPT	+	−	+

EPT：牙髓电活力测试；+：对叩诊或扣诊有反应，对冷诊和牙髓电活力测试的反应正常；−：对叩诊、扣诊、冷诊或牙髓电活力测试无反应

影像学检查

根尖片显示#29为单根单根管，根管在距根尖1/4处向远中弯曲30°（图11.2）。#29根尖周组织可见直径约5mm的透射影。近中牙颈部龋坏较深，近髓。全景片示右侧前磨牙区域图像变形，但同时提示根尖周透射影靠近颏孔（图11.3）。CT证实#29根尖区颊侧骨板不连续，且#29根尖周透射影与下颌神经管相通（图11.4）。

术前诊断

牙髓

#29牙髓坏死。

根尖周组织

#29有症状的根尖周炎（伴颏神经感觉异常）。

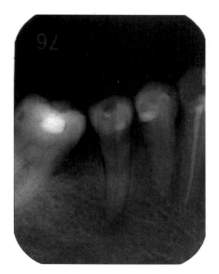

图11.2　#29术前根尖片

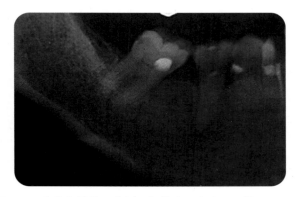

图11.3　术前全景片示右侧下颌前磨牙和磨牙区域

治疗计划

推荐方案

应急方案：无须治疗。

常规方案：非手术根管治疗。

其他方案

无。

修复方案

铸造金属桩核+金属全冠修复。

预后

良好	不确定	不佳
	X	

由于拔除#29可能会加重颏部感觉异常，且患牙可修复，因此计划采取非手术的根管治疗控制根尖周炎症，以期随后能解决颏神经感觉异常的问题。

临床治疗过程：治疗记录

一诊（第1天）： 首先用低速球钻和挖匙去除#29近中与舌侧牙颈部龋坏，并用暂封材料临时

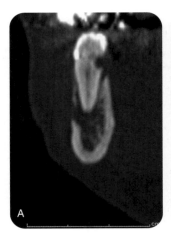
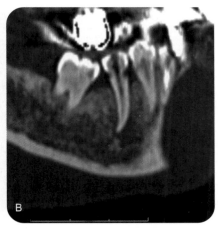

图11.4　#29术前多层螺旋CT图像。冠状向（A）和矢状向（B）。#29根尖区颊侧骨板不连续，且根尖周透射影与下颌神经管相通

封闭窝洞（Caviton®，GC Corporation，Tokyo，Japan）。随后使用橡皮障隔离患牙。用装有金刚砂车针的高速手机轻度扩展洞形，1.5%的次氯酸钠（NaClO）溶液（Neo Cleaner，Neo Dental，Tokyo，Japan）冲洗冠部髓腔。GG钻（由#2到#4采用逐步后退法）敞开根管冠1/3，并再次使用NaClO溶液冲洗。采用改良的不施压的冠向下技术预备根管，需要配合使用不锈钢K锉（Mani，Tochigi，Japan）及K3镍钛旋转器械（K3™，Sybron，Orange，CA，USA），马达（TCM Endo，Nouvag，Goldach，Switzerland）转速调至300r/min。首先用K锉从大号到小号逐步预备根管（#35～#20）。将锉插入根管内，向下旋转至有阻力的位置，进而确定距根尖约3mm的临时工作长度。然后以冠向下的方式依次使用K3器械（型号#/锥度）#45/0.04、#40/0.04、#35/0.04和#30/0.04预备根管，直到#35/0.04到达临时工作长度。更换每支锉时都要用NaClO溶液冲洗根管。当预备达到临时工作长度后，用超声设备（ENAC，Osada，Tokyo，Japan）和#20超声工作尖（Osada，Tokyo，Japan）采用超声波被动冲洗技术进行根管荡洗激活NaClO溶液。随后使用电子根尖定位仪（Root ZX® II，J. Morita，Kyoto，Japan）和#10 K锉确定最终工作长度。#15K锉疏通根管后，再次用K3器械（型号#/锥度，#35/0.04、#30/0.04和#25/0.04）以冠向下方式预备根管到#25/0.04锥度并到达工作长度。更换每支锉时都使用NaClO溶液冲洗根管。纸尖吸干根管，根管内封氢氧化钙[Ca(OH)$_2$]糊剂（Calcipex®，Nippon Shika Yakuhin，Shimonoseki，Japan），Caviton®暂封患牙。

二诊（第10天）： 首次就诊后患者无明显不适，感觉异常的症状有所缓解，但患处仍有轻度

感觉迟钝的症状。橡皮障隔离患牙，去除暂封材料，用K锉结合NaClO溶液冲洗和超声荡洗去除Ca(OH)$_2$封药。使用K3器械采用冠向下预备法预备根管至35#/0.04锥度。随后纸尖吸干根管，用牙胶尖（GC Corporation，Tokyo，Japan）和不含丁香油的氧化锌糊剂（Canals®-N，Showa Yakuhin Kako，Tokyo，Japan）冷牙胶侧方加压充填根管。Caviton®封闭开髓孔。患者因急于离开，此次就诊中未拍摄X线片。

工作长度、根尖宽度和根充方法

根管	工作长度	根尖宽度及锥度	根充材料和方法
单根管	19.0mm	#35/0.04	不含丁香油的氧化锌糊剂，冷牙胶侧方加压充填法

术后评估

三诊（术后2个月随访）： 患者复诊自述#29已无症状。颏部感觉麻木的症状已消失，患牙对叩诊、扣诊及咬诊均无不适反应。但患牙牙颈部暂封材料脱落、龋坏有所扩大。根尖片示#29根充恰填，根尖周透射影缩小（图11.5）。预约患者行患牙永久性修复。

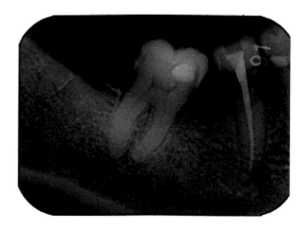

图11.5 #29根管充填2个月后根尖片

四诊（术后15个月随访）：术后评估提示患者无不适症状，患牙已行金属铸造桩核及金属全冠修复。患牙对叩诊、扪诊及咬诊均无不适反应。X线片检查见#29根尖周透射影完全消失（图11.6）。

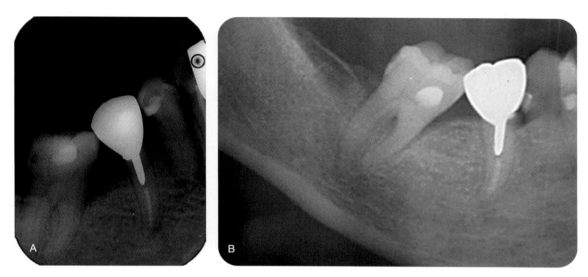

图11.6 术后15个月随访。根尖片（A）及全景片（B）显示#29根尖周透射影完全消失

自学问题

A. 阐述下颌前磨牙根管系统的形态学特征和治疗注意事项。

B. 冠向下预备技术的优点有哪些?

C. 描述下颌前磨牙与下牙槽神经和颏孔的解剖关系。

D. 与非手术牙髓治疗相关的导致颏神经感觉异常的原因有哪些?

E. 列举牙髓感染和牙髓治疗中医源性因素导致的颏神经感觉异常的临床处理方法。

自学问题解析

A. 只有熟悉根管的解剖形态，才能保证牙髓治疗一贯的高成功率。下颌前磨牙的牙根和根管解剖结构一般较为简单，多为单根单根管且无明显弯曲。然而，下颌前磨牙，尤其是第一前磨牙也可能存在多根多根管的变异，这就增加了牙髓治疗的难度。

据报道下颌前磨牙单根管的发生率为74%~80.6%（第一前磨牙）和88.4%~97.5%（第二前磨牙）（Zillich & Dowson 1973；Vertucci 1984；Caliskan et al.1995）。单根管下颌前磨牙的髓腔形态通常为颊舌向的椭圆形。根管形状在根尖段可能变为圆形。然而也有文献报道，单根管下颌前磨牙在距根尖1~3mm和5mm处出现长椭圆形（长径至少为短径2倍）根管的概率分别是13%和27%（Wu et al. 2000）。机械预备很难彻底清理长椭圆形根管，因为有一些部位是器械难以抵达的（Versiani et al. 2013）。而这些部位可能存在残存的牙髓或细菌生物膜，从而成为根管内持续感染的潜在位点。为了清除长椭圆形根管内的各种复合物，推荐使用声波/超声冲洗系统及根尖负压系统进行仔细荡洗。一项研究显示使用NaClO溶液进行被动超声荡洗后，再用氯己定溶液做终末冲洗有助于去除椭圆形根管内的粪肠球菌（Alves et al. 2011）。

多根多根管的下颌前磨牙可能存在许多解剖结构的变异。在Vertucci（1984）的一项研究中，下颌第一前磨牙可分型为：单根管（70%）；融合为一个根尖孔的双根管（4%）；独立双根管（1.5%）；存在根尖分歧的单根管（24%）；双根双根管（0.5%）。

下颌第二前磨牙变异较少：单根管发生率为97.5%，存在根尖分歧的单根管占2.5%（Vertucci 1984）。下颌前磨牙也存在三根管（图11.7）或C形根管的罕见变异。

仔细解读术前X线片是了解根管数目的关键。多根多根管的下颌前磨牙在X线片表现可见异常，根管影像可能并不十分清楚。通常，当管腔突然缩窄或消失时可能表明存在一个或多个额外根管。由于双侧牙齿可能存在相似的解剖结构，对侧相同牙位X线片的表现也有助于发现额外根管。锥形束计算机断层扫描（CBCT）获得的3D数据非常有助于识别多根管变异（图11.7B）。

下颌前磨牙的双根管中颊侧根管一般很容易定位，但舌侧根管却较难定位。这是因为舌侧根管通常是从颊侧根管（主根管）的侧壁分离出来的，因而不易探及。为了便于定位舌侧根管，髓腔的开口应向舌侧适当扩展。

B. 冠向下预备法被归类于冠-根向预备技术，其预备过程是先扩大根管的冠方，确定工作长度，再进行根尖段预备。最初提倡将这种技术应用于手用锉的预备，称之为"不施压的冠向下技术"（Morgan & Montgomery 1984），现在其已被纳入各种镍钛锉系统中。

在冠向下技术中，先用GG钻机械预备根管的冠方部位。再用根管预备器械由大号到小号依次向根尖段预备，直至根尖缩窄区。在此过程中，经过预备的根管变成了被彻底清洁的锥形管腔。当器械到达距离根尖缩窄2~3mm时即可确定真正的工作长度（Morgan & Montgomery

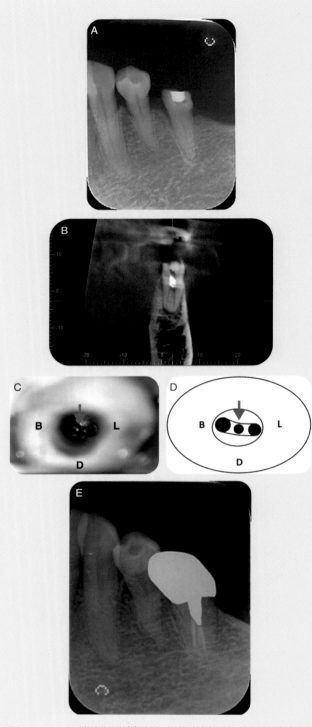

图11.7 #20的病例资料（非本章病例，由东京医学齿科大学Sonoko Noda医生提供）。A：术前根尖片。B：术中CBCT（3DX，J. Morita，Kyoto，Japan）。C：显微镜下显示有3个根管口。箭头指向中间的根管口。D：C的示意图。E：根管充填术后3个月根尖片

1984）。

相较于标准预备法和逐步后退法等传统的根-冠向预备技术，冠向下预备技术有很多优点。前期根管冠方的敞开使来自根尖方向的根管内液压有了溢出途径，从而减小了其内部的压力，也有利于冲洗液进入根管系统，以彻底清理根管冠方的感染物质。因此，冠向下预备技术可以降低将根管内物质如细菌、牙本质碎屑、感染碎屑和冲洗液推出根尖孔的风险，而这些物质的残留将会导致术后急性反应以及延迟愈合（Siqueira 2003）。在本病例中，为避免术后急性反应进而加重感觉异常的症状，因此采用冠向下预备法。冠向下技术的另一个优点是它减小了预备弯曲根管时缩短工作长度的可能，因为工作长度是在获得直线通路后确定的。

为了降低根管内器械分离的风险，通常在使用镍钛旋转锉时建议采用冠向下预备法。由于前期预备后的根管冠方有较大的空间，镍钛器械在预备根管时可减少与上端根管壁的接触，有效预备根尖部位，从而降低器械的扭转疲劳（Roland et al.2002）。特别是该技术有助于降低由于"锥形嵌锁"而产生巨大扭转应力的风险，也就是当锉嵌入牙本质超出其工作刃的深度时所产生极大的断裂风险。

C. 了解下牙槽神经和根尖部位的空间关系对避免牙髓治疗过程中神经意外损伤至关重要。这是因为下牙槽神经负责传递感觉，因此它的损伤可能会导致感觉功能紊乱，如感觉麻木或神经性疼痛这些罕见但严重的治疗并发症。

下牙槽神经自下颌孔进入下颌神经管后，穿过下颌骨体到达位于前磨牙区的颏孔处。在下颌骨体内，下牙槽神经通常位于牙根下方，有时非

常接近根尖。虽然不同患者神经束的位置存在差异，但下颌第二前磨牙通常与下牙槽神经的距离较近。曾有研究测量人类干燥的下颌骨上牙根根尖与下颌神经管之间的距离，结果显示第二前磨牙和第二磨牙测出的距离最小，平均值分别为4.7mm和3.7mm（Denio, Torabinejad & Bakland 1992）。另一项研究则阐述了下牙槽神经如何上升并使其颏支离开位于第二前磨牙区的颏孔，这也解释了第二前磨牙根尖与该神经邻近（Knowles, Jergenson & Howard 2003）。然而，近期一项研究应用CBCT评估发现，与下颌第二前磨牙和下颌第一磨牙相比，下颌第二磨牙的根尖更接近下颌神经管（Kovisto, Ahmad & Bowles 2011）。

在进行下颌前磨牙牙髓非手术及手术治疗时，也需考虑颏孔的位置以避免神经意外损伤。颏孔是颏神经穿出下颌骨的开口，颏神经是下牙槽后神经的分支，负责传递下颌切牙、尖牙和前磨牙颊侧牙龈、颏部及下唇前部的感觉。颏孔通常位于下颌第二前磨牙根尖或第一前磨牙和第二前磨牙根尖之间，有时也可见于第一前磨牙的根尖或近中及第二前磨牙的远中。近期一项CBCT分析表明，下颌第二前磨牙的根尖最接近颏孔（70%），其次是第一前磨牙（18%）和第一磨牙（12%）（Chong et al. 2017）。此项研究还发现只有4%的根尖位于距颏孔3mm直径以内的范围，还有18%的颏孔位置高于相邻前磨牙的根尖（Chong et al. 2017）。这些发现有助于解释下颌前磨牙根管治疗后感觉异常发生率较低（0.96%）的原因（Knowles et al. 2003）。此外，研究发现也存在多个颏孔情况；约1.8%（N=110）的亚洲人头骨中具有两个颏孔（Agthong, Huanmanop & Chentanez 2005）。额外的颏孔可能很难用全景片或根尖片来定位，但可以通过CBCT扫描来检测。

下颌神经管和颏孔的X线片评估对确定下牙槽神经的实际临床位置十分重要。然而这些结构可能由于种种原因（这些原因将随后进行讨论）不能清晰地呈现，因此必须仔细解读X线片。尽管下颌神经管没有清晰的管壁，但大多数情况下在X线片上表现为高密度骨壁包绕的狭窄的透射区。在前部区域管壁较薄，因此在X线片上不容易识别到。

在观测下颌神经管和颏孔时，全景片相较于根尖片的优点是能够观察到整个下颌骨体。一项研究表明，尽管只有49%的颏孔清晰可见，但在全景片中颏孔的检出率为94%（N=545）（Jacobs et al. 2004）。而根尖X线片颏孔的检出率则较低，有研究报告为46.8%（N=1000）（Fishel et al. 1976），而另一项研究检测为75%（N=75）（Phillips, Weller & Kulild 1990）。在根尖片上，颏孔有时酷似根尖周炎性病变，特别是当透射区与前磨牙根尖重叠时（图11.8）。然而在这种情况下，颏孔的影像学表现与病理性改变是有区别的，颏孔更好地保持了硬骨板和牙周膜间隙的完整性。不同拍摄角度对于区分以上的情况十分有用，因为颏孔的透射区在角度改变时会偏离根尖。

有多种原因可以导致在X线片上并不能总是观察到下颌神经管和颏孔，如这些结构与骨小梁难以区分，或由于下颌骨较薄或舌侧骨皮质板较厚而导致放射的对比度降低。在根尖片上，由于照射覆盖面积较小导致以上的解剖结构位于胶片边缘以外，因此无法观测到。

CBCT为下颌骨提供了3D评估的可能性，其测量精度优于全景片和根尖片。因此，CBCT是

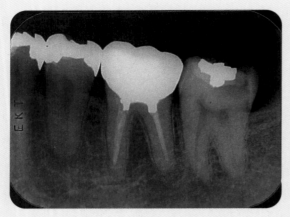

图11.8 #20的病例（非本章的病例）显示颏孔对应的透射区包绕在#20根尖周围

目前确定下颌神经管和颏孔准确位置的最佳成像技术（Aminoshariae, Su & Kulild 2014）。

D. 颏神经感觉异常的总发生率尚不清楚。有研究显示下颌前磨牙非手术根管治疗导致感觉异常的发生率为0.96%（Knowles et al. 2003），这说明这种并发症并不常见。

牙髓来源的根管内和根尖周感染导致颏神经感觉异常是由多种因素引起的。一是炎症反应导致下牙槽神经或颏神经受机械压迫；炎性水肿的形成和脓性渗出物的积聚可导致局部压力增加而引起感觉异常。炎症引起的神经缺血也可能是感觉异常的原因。二是局部产生了有神经毒性的细菌代谢产物。

感觉异常也是牙髓治疗相关的并发症，可由多种原因引起（Ahonen & Tjäderhane 2011）。导致颏神经感觉异常的主要原因有过度的器械预备和/或下牙槽神经或颏神经附近存在牙髓治疗材料的溢出。在根管的化学机械预备过程中，由于NaClO具有强细胞毒性和较高的组织溶解性，不慎将其推出根尖可导致组织坏死，从而引起疼痛、肿胀，并可能导致颏神经感觉异常。在根管预备时将感染的碎屑推出根尖孔也可引发细菌性刺激，这与牙髓感染导致的感觉异常类似。根管内氢氧化钙封药溢出也可导致下牙槽神经感觉异常（Ahlgren, Johannessen & Hellem 2003），其原因可能是氢氧化钙中过量的钙和氢氧根离子引发了炎症和/或抑制了神经传导。根管预备后的术后急性反应也可伴随颏神经感觉异常，其原因可能是由多个病因学机制产生，包括细菌、机械和化学等因素对颏神经的刺激（Morse 1997）。

根管充填材料超充也可导致感觉异常。尽管牙胶被普遍认为是一种惰性根充材料，但热熔牙胶超充至下颌神经管中也会产生感觉异常，这可能是因为热刺激和神经受压迫所导致的。另一个引起感觉异常的可能原因是根充糊剂引起的化学刺激，特别是氧化锌丁香油糊剂中的丁香油有神经毒性作用，这种毒性作用在刚混合时效果最强。而众所周知，含多聚甲醛的根充糊剂可产生强神经毒性，因此不建议在根管充填中使用。

E. 神经的愈合潜力取决于受损伤的程度和刺激的持续时间，不同病例差异也较大。因此短暂的神经刺激，如器械过度预备导致的感觉异常可在几天或几周内自行消失。然而由于化学和机械刺激，如神经毒性物质过度扩散而引起的神经长期受损，则可能无法恢复（Ahonen & Tjäderhane 2011）。一般来说，首选的治疗方案应趋于保守，包括嘱患者服用维生素B$_{12}$来促进周围神经再生以及抗生素来控制感染等。然而，一旦认为有必要手术切除异物，如超出的神经毒性物质已延下颌神经束迁移时，则建议最好在48小时内即刻手术（Pogrel 2007）。

牙髓感染导致的颏神经感觉异常通常经过

完善的根管治疗，配合使用抗生素、皮质类固醇和/或维生素B$_{12}$药物后，症状会消失（Morse 1997）。在本病例中，切开引流对缓解与急性炎症相关的症状是有效的，但在切开时应非常小心避免损伤颏神经。释放压力一定程度上有助于感觉的恢复，而要最终解决感觉异常的症状则必须行根管治疗。在根管治疗过程中，应特别注意避免可能加重感觉异常症状的医源性事故发生。特别是根管预备后，术后产生的急性反应可能会伴随颏神经感觉异常（Morse 1997）。虽然急性症状加重是由包括细菌、机械和化学刺激在内的多种病因学机制引起的，且常常不可预见，但一些措施可能会减小急性症状发生的概率。在这方面应考虑使用推出根尖碎屑量较少的技术进行预备，如前面讨论的冠向下预备技术。大量频繁地冲洗根管可以促进根管内容物（如感染的牙本质碎屑和微生物）的清理。其他可采取的措施包括：一次性完成根管的化学机械预备以最大限度去除刺激因素，准确测量工作长度，利用根管内封药来促进微生物的清除（Siqueira 2003）。

参考文献

[1] Agthong, S., Huanmanop, T. & Chentanez, V. (2005) Anatomical variations of the supraorbital, infraorbital, and mental foramina related to gender and side. *Journal of Oral and Maxillofacial Surgery* **63**, 800–804.

[2] Ahlgren, F. K., Johannessen, A. C. & Hellem, S. (2003) Displaced calcium hydroxide paste causing inferior alveolar nerve paraesthesia: Report of a case. *Oral Surgery, Oral Medicine, Oral Pathology, Oral Radiology, and Endodontology* **96**, 734–737.

[3] Ahonen, M. & Tjäderhane, L. (2011) Endodontic-related paresthesia: A case report and literature review. *Journal of Endodontics* **37**, 1460–1464.

[4] Alves, F. R., Almeida, B. M., Neves, M. A. et al. (2011) Disinfecting oval-shaped root canals: Effectiveness of different supplementary approaches. *Journal of Endodontics* **37**, 496–501.

[5] Aminoshariae, A., Su, A. & Kulild, J. C. (2014) Determination of the location of the mental foramen: A critical review. *Journal of Endodontics* **40**, 471–475.

[6] Calişkan, M. K., Pehlivan, Y. Sepetçioğlu, F. et al. (1995) Root canal morphology of human permanent teeth in a Turkish population. *Journal of Endodontics* **21**, 200–204.

[7] Chong, B. S., Gohil, K., Pawar, R. et al. (2017) Anatomical relationship between mental foramen, mandibular teeth and risk of nerve injury with endodontic treatment. *Clinical Oral Investigations* **21**, 381–387.

[8] Denio, D., Torabinejad, M. & Bakland, L. (1992) Anatomical relationship of the mandibular canal to its surrounding structures in mature mandibles. *Journal of Endodontics* **18**, 161–165.

[9] Fishel, D., Buchner, A., Hershkowith, A. et al. (1976)

Roentgenologic study of the mental foramen. *Oral Surgery, Oral Medicine, Oral Pathology* **41**, 682–686.

[10] Jacobs, R., Mraiwa, N., van Steenberghe, D. et al. (2004) Appearance of the mandibular incisive canal on panoramic radiographs. *Surgical and Radiologic Anatomy* **26**, 329–333.

[11] Knowles, K. I., Jergenson, M. A. & Howard, J. H. (2003) Paresthesia associated with endodontic treatment of mandibular premolars. *Journal of Endodontics* **29**, 768–770.

[12] Kovisto, T., Ahmad, M. & Bowles, W. R. (2011) Proximity of the mandibular canal to the tooth apex. *Journal of Endodontics* **37**, 311–315.

[13] Morgan, L. F. & Montgomery, S. (1984) An evaluation of the crown-down pressureless technique. *Journal of Endodontics* **10**, 491–498.

[14] Morse, D. R. (1997) Infection-related mental and inferior alveolar nerve paresthesia: Literature review and presentation of two cases. *Journal of Endodontics* **23**, 457–460.

[15] Phillips, J. L., Weller, R. N. & Kulild, J. C. (1990) The mental foramen: 1. Size, orientation, and positional relationship to the mandibular second premolar. *Journal of Endodontics* **16**, 221–223.

[16] Pogrel, M. A. (2007) Damage to the inferior alveolar nerve as the result of root canal therapy. *Journal of the American Dental Association* **138**, 65–69.

[17] Roland, D. D., Andelin, W. E., Browning, D. F. et al. (2002) The effect of preflaring on the rates of separation for 0.04 taper nickel titanium rotary instruments. *Journal of Endodontics* **28**, 543–545.

[18] Siqueira, J. F. Jr. (2003) Microbial causes of endodontic flare-ups. *International Endodontic Journal* **36**, 453–463.

[19] Versiani, M. A., Leoni, G. B., Steier, L. et al. (2013) Micro-computed tomography study of oval-shaped canals prepared with the self-adjusting file, Reciproc, WaveOne, and ProTaper universal systems. *Journal of Endodontics* **39**, 1060–1066.

[20] Vertucci, F. J. (1984) Root canal anatomy of the human permanent teeth. *Oral Surgery, Oral Medicine, Oral Pathology* **58**, 589–599.

[21] Wu, M. K., R'oris, A., Barkis, D. et al. (2000) Prevalence and extent of long oval canals in the apical third. *Oral Surgery, Oral Medicine, Oral Pathology, Oral Radiology, and Endodontology* **89**, 739–743.

[22] Zillich, R. & Dowson, J. (1973) Root canal morphology of mandibular first and second premolars. *Oral Surgery, Oral Medicine, Oral Pathology* **36**, 738–744.

第12章

非手术根管治疗病例Ⅵ：下颌前磨牙/复杂解剖结构（三根管）

Savita Singh, Gayatri Vohra

学习目标

■ 熟悉前磨牙牙根及根管解剖形态有助于增加前磨牙非手术根管治疗的成功率

■ 掌握下颌前磨牙开髓洞形的制备要点

■ 了解下颌第一前磨牙和第二前磨牙根管解剖变异及其涉及的疑难问题

■ 熟悉患牙邻近的重要标志性解剖结构（如颏孔）

	磨牙			前磨牙		尖牙	切牙				尖牙	前磨牙		磨牙		
							上颌牙弓									
通用牙位编号系统	1	2	3	4	5	6	7	8	9	10	11	12	13	14	15	16
国际牙科联盟编号系统	18	17	16	15	14	13	12	11	21	22	23	24	25	26	27	28
部位记录法	8	7	6	5	4	3	2	1	1	2	3	4	5	6	7	8
部位记录法	8	7	6	5	4	3	2	1	1	2	3	4	5	6	7	8
国际牙科联盟编号系统	48	47	46	45	44	43	42	41	31	32	33	34	35	36	37	38
通用牙位编号系统	32	31	30	29	28	27	26	25	24	23	22	21	20	19	18	17
							下颌牙弓									
		右侧							左侧							

主诉

"这几天，我一直感觉到牙齿有断断续续的不舒服，尤其是遇到凉的东西。"

系统病史

患者，男，64岁。自述有高血压病史，服药（阿诺，50mg/d）后可控制。患者有青霉素过敏史，无其他疾病或不适，未发现任何牙科治疗禁忌证。

该患者根据美国麻醉医师学会（ASA）体格状态分类法分为Ⅱ级。

口腔病史

#21颈部可见复合树脂充填物。患者自觉不适已数月，开始时为轻度不适，后来发展为喝冷水或走路时遇冷刺激不适，这让他很痛苦。患者喝热饮料未感觉到不适。此外，#20牙颈部可见复合树脂充填物。

临床评估（诊断过程）

临床检查

口外检查

#21周围及口内黏膜未见肿胀，扪诊无不适。

口内检查

牙周探诊示#21牙周无异常（牙周探诊近颊3mm，颊侧中央3mm，远颊3mm，近舌3mm，舌侧中央2mm，远舌3mm）。

诊断性测试

牙位	#22	#21	#20
叩诊	−	+	−
触诊	−	−	−
冷诊	+	++	+
咬诊	−	−	−

++：对冷诊非常敏感；+：叩诊不适但冷诊无不适；−：无叩诊、触诊或咬诊不适

影像学检查

共拍摄两张X线片，一张为垂直投照（图12.1A），一张为近中投照（图12.1B）。X线片示：#21和#20颈部有高密度充填物影像；根尖周组织未见明显异常。根管解剖结构异常，根管系统十分宽大并且具有3个分叉。

术前诊断

牙髓

#21有症状的不可复性牙髓炎。

根尖周组织

#21有症状的根尖周炎。

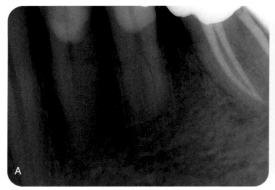
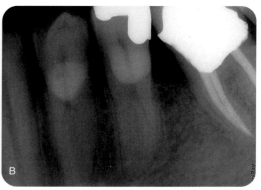

图12.1 #21术前X线片：可见Ⅴ类洞充填体，牙根的冠–中1/3出现较大的根管三分叉影像。A：垂直投照；B：近中投照

治疗计划

推荐方案

应急方案：无。

常规方案：#21行非手术根管治疗。

其他方案

#21拔除或者不做任何处理。

修复方案

全冠修复。

预后

良好	不确定	不佳
X		

预后取决于是否找全所有根管并做严密充填。

临床治疗过程：治疗记录

一诊（第1天）：患者血压为130/76mmHg。使用含1：100000肾上腺素（1支）的2%利多卡因行左侧下牙槽神经阻滞麻醉。根管治疗在Zeiss显微镜（OPMI-Pico，Carl Zeiss-USA，Dublin，CA，USA）下完成。橡皮障隔离#21。#4钨钢球钻开髓，然后以长柄裂钻降耠并扩展开髓洞形。鉴于患牙牙根具有3个分支，将开髓洞形制备成常规的颊舌向的椭圆形，并稍微扩展近远中径。开髓后可见一个主根管口，主根管在牙根冠-中1/3处分为3个分支。在放大照明装置下找到近颊根管、远颊根管和舌侧根管。依次使用#3、#2和#1 GG钻以提拉方式进行冠向下预备，扩大主根管至分叉处以获得进入所有根管的直线通路。定位近颊、远颊和舌侧根管的位置，使用ProTaper® Universal的S1和S2锉（Dentsply Sirona，Ballaigues，Switzerland）预备根管上段位置。预备过程中使用6% NaClO

溶液进行根管冲洗，纸尖干燥根管。预弯#10K锉（ReadySteel® K-File，Dentsply Sirona，Ballaigues，Switzerland），采用根尖电子定位仪（Root ZX® Ⅱ，J. Morita，Kyoto，Japan）测定根管工作长度，3个根管工作长度均为21mm。随后进行生物机械预备：以#15K锉（ReadySteel® K-File，Dentsply Sirona，Ballaigues，Switzerland）手动预备根管至工作长度。使用6% NaClO溶液冲洗根管，纸尖干燥根管。将氢氧化钙[Ca(OH)$_2$]（MultiCal™，Watertown，MA，USA）置于根管内，封入棉球，Cavit™（3M，Two Harbors，MN，USA）、Fuji IX GP®（GC America Inc.，Alsip，IL，USA）暂封开髓孔。嘱患者每4~6小时服用200~400mg布洛芬，以预防术后不适或感染。

二诊（术后3周）：患者治疗后无任何不适，血压为128/72mmHg。使用含1：100000（1支）肾上腺素的2%利多卡因行左侧下牙槽神经阻滞麻醉。橡皮障隔离患牙后使用球钻去除暂封材料。完成三根管的生物机械预备，预备过程中使用6% NaClO溶液进行根管冲洗。三根管均使用ProFile®（Dentsply Sirona，Ballaigues，Switzerland）预备至#25/0.04锥度，使用纸尖干燥根管，远颊根管和舌侧根管内置入牙胶尖后拍摄根尖片。首

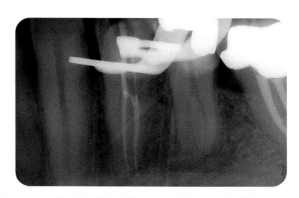

图12.2　已完成根管充填的远颊根管和舌侧根管的X线片，并示踪近颊根管

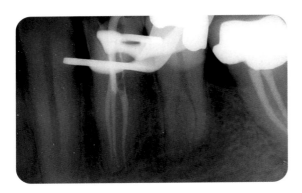

图12.3　检查近颊根管走向

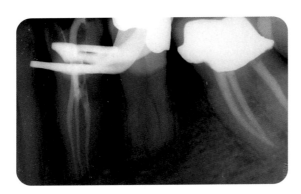

图12.4　已充填的近颊根管

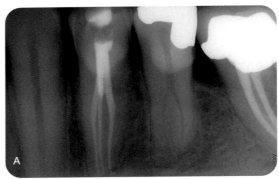

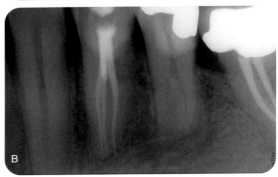

图12.5　A：根管充填后的X线片示三根管具备独立的根尖孔；B：根管充填后的X线片示三根管的根尖孔

先充填远颊根管和舌侧根管，随后充填近颊根管（图12.2）。使用System B™（Kerr，Orange，CA，USA）和Obtura™系统（Spartan Obtura，Algonquin，IL，USA）连续波加压充填法充填根管。将牙胶在距根尖4~5mm的位置烫断，然后使用Obtura™系统进行根管回填。完成远颊根管和舌侧根管充填后，将牙胶尖放入近颊根管并拍摄根尖片（图12.3），随后完成近颊根管的充填（图12.4）。以上根管充填使用#25/0.04锥度的Lexicon®牙胶尖（Dentsply Sirona，Johnson City，TN，USA）和Pulp Canal Sealer™ EWT根管封闭糊剂（Kerr Endodontic）完成，最后以棉球、Cavit®和Fuji IX GP®暂封患牙。根管充填完成后拍摄根尖片（图12.5）。术后医嘱：嘱患者每4~6小时服用200~400mg布洛芬以防术后不适，并建议

患者行全冠修复。

如果可以拍摄锥形束计算机断层扫描片（CBCT），将有利于显示患牙的3D结构。

工作长度、根尖宽度和根充方法

根管	工作长度	根尖宽度及锥度	根充材料和方法
近颊根管	21mm	#25/0.04	Pulp Canal Sealer™ EWT根管封闭糊剂，连续波加压充填法
舌侧根管	21mm	#25/0.04	Pulp Canal Sealer™ EWT根管封闭糊剂，连续波加压充填法
远颊根管	21mm	#25/0.04	Pulp Canal Sealer™ EWT根管封闭糊剂，连续波加压充填法

术后评估

因患者出国，故缺失术后随访资料。

自学问题

A. 下颌第一前磨牙双根管的发生率是多少？

B. 下颌前磨牙进行非手术根管治疗前应该考虑哪些解剖和形态学因素？

C. 为什么治疗下颌前磨牙前良好的成像很重要？

D. 成功治疗下颌前磨牙的关键步骤是什么？

E. 下颌前磨牙过度预备和/或糊剂超出根尖孔潜在的后果有哪些？

自学问题解析

A. 每一颗牙齿都有其独特的根管形态。已有报道证实不同性别和不同种族人群牙齿的根管形态是不同的（Caliskan et al. 1995）。

医生必须熟悉牙齿的根管解剖结构。髓腔根管系统非常复杂，根管系统存在着分支、分叉和融合等。Weine曾于1996年将所有牙齿的根管系统划分为4种基本类型，Vertucci于1984年将髓腔划分为8种结构。

众所周知，下颌第一前磨牙根管系统结构复杂，因而其相应的诊断和治疗也较为困难。一名优秀的医生应该在治疗前就能预估患牙可能存在额外根管。一项研究下颌第一前磨牙根管解剖结构的文章发现，有69.3%~86%的下颌第一前磨牙为单根管牙、14%~25.5%为双根管牙，0.4%~0.9%为三根管牙（Baisden, Kulild & Weller 1992）。

B. 治疗患牙前，我们应该考虑如下因素：包括患者性别、种族以及患牙与邻牙间的位置关系等（Caliskan et al. 1995）。此外，我们还需考虑对前磨牙治疗较为重要的几个解剖学因素：（1）下牙槽神经与患牙根尖的位置关系；（2）下牙槽神经周围是否存在皮质骨隧道包绕；（3）根管颊舌径和近远中径的长度。

- 下牙槽神经的位置：治疗下颌前磨牙之前，必须清楚下牙槽神经与周围结构的位置关系以避免发生损伤。Denio、Torabinejad和Bakland等（1992）研究报道，下牙槽神经管位于第二磨牙颊侧、第一磨牙舌侧及第二前磨牙正下方。

- 下牙槽神经周围是否存在皮质骨隧道包绕：在

一些情况下，下牙槽神经管是一条独特的骨壁隧道，并位于多孔的松质骨内。然而，大多数情况下下牙槽神经管与第一磨牙和第二前磨牙的根尖之间并没有明显的界线（Denio et al. 1992）。Olivier（1927）、Carter和Keen（1971）发现60%的下颌骨样本下牙槽神经管存在皮质骨隧道，但是其余40%并未发现有明显的皮质骨隧道。这些发现提示医生在治疗时应明确下牙槽神经管的位置并谨慎治疗下颌前磨牙。

- 根管颊舌径和近远中径的长度：下颌前磨牙的非手术根管治疗有时对多数技术娴熟的医生也是一个难题。下颌前磨牙根管治疗术后出现不适的概率较高并且失败率也较高。下颌第一前磨牙根管系统的颊舌径通常要比近远中径大。如果下颌第一前磨牙存在两个根管，颊侧根管较容易进入，但舌侧根管通常需要将开髓口向舌侧扩展后才能进入（Walton & Torabinejad 1996）。

C. 合理的影像学报告和对影像学报告正确的解读对治疗效果有着重要的影响。对治疗下颌前磨牙有帮助的影像学检查包括术中偏近中、远中角度投照的根尖片以及CBCT。根管影像在根中或者距根尖一定范围内突然消失，提示存在一个以上的根管或副根管。当遇到这种情况时，较明智的选择便是拍摄口内多角度根尖片或CBCT。这些影像学资料将帮助医生寻找额外根管的大概位置、尽量远离根分叉的危险区域、检测远中凹陷的存在及其严重程度。研究发现CBCT影像能识别更多的根管变异（Matherne et al. 2008）。

D. 根管清理与成形是完成根管充填和封闭的重要前提，它们是患牙长期保存的重要基础。根管系统的清理成形包括找到所有的根管，精确测量根管长度以及使用合适的旋转预备器械进行根管预备。以上步骤的完成将有助于医生更好地完成根管的3D充填。充分了解牙根、根管系统及其可能的解剖变异，对取得非手术根管治疗的成功至关重要（Cleghorn，Christie & Dong 2007）。Ingle（1961）研究发现根管治疗失败最常见的原因是根管预备不足，其次是根管充填不佳。Slowey（1979）认为下颌前磨牙根管治疗难度最大，可能与下颌前磨牙根管解剖变异有关。显微镜的应用为医生提供了更好的视觉效果，有助于治疗顺利进行。手感法结合正确预弯的不锈钢K锉有助于医生更快更好地寻找额外根管（England，Hartwell & Lance 1991）。

E. 下颌前磨牙根管治疗的另一难点是因为它邻近下牙槽神经管。牙髓治疗的目标之一是完成根管的3D充填。理想情况下根管充填材料应该仅位于根管内而不超出根尖孔接触到根尖周组织或者其他邻近组织（Himel & DiFiore 2009；Gonzalez-Martin et al. 2010）。然而，如果根管充填材料意外超出根尖孔而进入邻近神经血管内便有可能损伤神经造成神经感觉发生变化（Rosen et al. 2016）。根管治疗也有可能损伤下牙槽神经。造成神经损伤的可能机制有：根管充填材料中的毒性物质渗入下牙槽神经（Escoda-Francoli et al. 2007；Pogrel 2007）；根管充填材料的超充、手用或机用器械过度预备根管产生的机械压力会压迫神经；下牙槽神经附近温度上升超过10℃对神经造成的热损伤等（Escoda-Francoli et al. 2007）。有研究报道，下颌前磨牙进行根管治疗时造成下牙槽神经损伤的概率约为1%（Escoda-Francoli et al. 2007）。

参考文献

[1] Baisden, M.K., Kulild, J.C. & Weller, R.N. (1992) Root canal configuration of the mandibular first premolar. *Journal of Endodontics* **18**, 505–508.
[2] Caliskan M.K., Pehlivan. Y. Sepetcioqlu F. et al. (1995) Root canal morphology of human permanent teeth in a Turkish population. *Journal of Endodontics* **21**, 200–204.
[3] Carter, R.B. & Keen, E.N. (1971) The intramandibular course of the inferior alveolar nerve. *Journal of Anatomy* **106**, 433–440.
[4] Cleghorn, B.M., Christie, W.H. & Dong, C.C. (2007) The root and root canal morphology of the human mandibular first premolar: a literature review. *Journal of Endodontics* **33**, 509–516.
[5] Denio, D., Torabinejad, M. & Bakland, L. K. (1992) Anatomical relationship of the mandibular canal to its surrounding structures in mature mandibles. *Journal of Endodontics* **18**, 161–165.
[6] England, M. C., Hartwell, G. R. & Lance, J. R. (1991) Detection and treatment of multiple canals in mandibular premolars. *Journal of Endodontics* **17**, 174–178.
[7] Escoda-Francoli, J., Canalda-Sahli C., Soler, A. et al. (2007) Inferior alveolar nerve damage because of overextended endodontic material: a problem of sealer cement biocompatibility? *Journal of Endodontics* **33**, 1484–1489.
[8] Gonzalez-Martin, M., Torres-Lagares, D., Gutierrez-Perez, J. L. et al. (2010) Inferior alveolar nerve paresthesia after overfilling of endodontic sealer into the mandibular canal. *Journal of Endodontics* **36**, 1419–1421.
[9] Himel, V. T. & DiFiore, P. M. (2009) Obturation of root canal systems. *Endodontics: Colleagues for Excellence Newsletter*. Chicago: American Association of Endodontists.
[10] Ingle, J. I. (1961) A standardized endodontic technique utilizing newly designed instruments and filling materials. *Oral Surgery, Oral Medicine, Oral Pathology* **14**, 83–91.
[11] Matherne, R. P., Angelopolous, C., Kulild, J. C. et al. (2008) Use of cone-beam computed tomography to identify root canal systems in vitro. *Journal of Endodontics* **34**, 87–89.
[12] Olivier, E. (1927) The inferior dental canal and its nerve in the adult. *British Dental Journal* **49**, 356–358.
[13] Pogrel, M. A. (2007) Damage to the inferior alveolar nerve as the result of root canal therapy. *Journal of the American Dental Association* **138**, 65–69.
[14] Rosen, E., Goldberger, T., Taschieri, D. et al. (2016) The prognosis of altered sensation after extrusion of root canal filling materials: a systematic review of the literature. *Journal of Endodontics* **42**, 873–879.
[15] Slowey, R. R. (1979) Root canal anatomy. Road map to successful endodontics. *Dental Clinics of North America* **23**, 555–573.
[16] Vertucci, F. J. (1984) Root canal anatomy of the human permanent teeth. *Oral Surgery, Oral Medicine, Oral Pathology* **58**, 589–599.
[17] Walton, R. & Torabinejad, M. (1996) *Principles and practice of endodontics*. 2nd edn. Philadelphia: WB Saunders.
[18] Weine, F. S. (1996) *Endodontic Therapy*, 5th edn, p. 243. St. Louis, MO: Mosby-Yearbook.

第13章

非手术根管治疗病例Ⅶ：上颌磨牙/四根管（MB1、MB2、DB、P）

Khaled Seifelnasr

学习目标

■ 熟悉上颌第一磨牙和第二磨牙的正常解剖形态

■ 了解上颌磨牙近颊第二根管的发生率

■ 掌握上颌磨牙近颊第二根管的定位

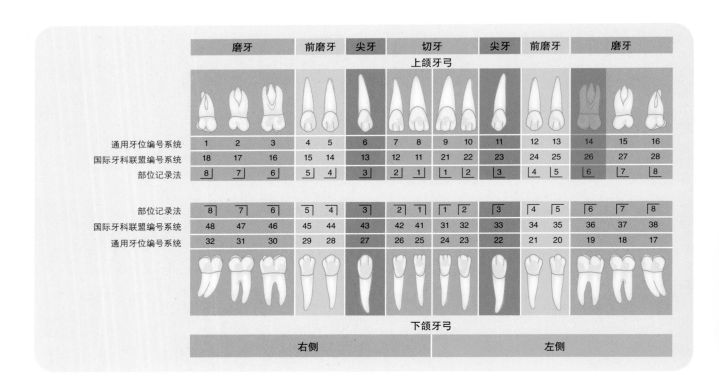

	磨牙			前磨牙		尖牙	切牙				尖牙	前磨牙		磨牙		
							上颌牙弓									
通用牙位编号系统	1	2	3	4	5	6	7	8	9	10	11	12	13	14	15	16
国际牙科联盟编号系统	18	17	16	15	14	13	12	11	21	22	23	24	25	26	27	28
部位记录法	8⌋	7⌋	6⌋	5⌋	4⌋	3⌋	2⌋	1⌋	⌊1	⌊2	⌊3	⌊4	⌊5	⌊6	⌊7	⌊8
部位记录法	8⌉	7⌉	6⌉	5⌉	4⌉	3⌉	2⌉	1⌉	⌈1	⌈2	⌈3	⌈4	⌈5	⌈6	⌈7	⌈8
国际牙科联盟编号系统	48	47	46	45	44	43	42	41	31	32	33	34	35	36	37	38
通用牙位编号系统	32	31	30	29	28	27	26	25	24	23	22	21	20	19	18	17
							下颌牙弓									
	右侧								左侧							

98

主诉

"我的左脸感觉剧烈疼痛，有时还有跳痛，我不知道疼痛从哪里来。"

系统病史

患者，女，37岁，白种人。生命体征：血压118/72mmHg；心率74次/分；呼吸频率18次/分。系统病史无特殊。无牙科治疗禁忌证。

该患者根据美国麻醉医师学会（ASA）体格状态分类法分为Ⅰ级。

口腔病史

患者口内有大量修复体。#12、#14、#15有大面积的充填体。患者由其全科牙医转诊至我处行进一步检查和治疗。

临床评估（诊断过程）

临床检查

口外检查

口外检查无特殊，颌面部以及淋巴结无肿胀。患者张闭口时颞下颌关节无不适，且无弹响或脱位，开口无偏斜。

口内检查

口内检查发现大量修复体。

诊断性测试

牙位	#13	#14	#15
叩诊	−	+	−
扪诊	−	−	−
热诊	活力正常	无活力	活力正常

+：疼痛/有反应；−：无疼痛/无反应

影像学检查

根尖周影像学检查显示#12、#14和#15表面大

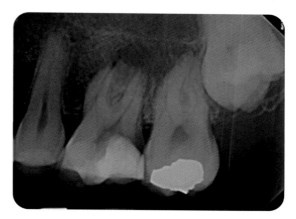

图13.1　术前X线片，初诊（第1天）

面积充填物（图13.1）。#14显示大面积复合树脂充填物，充填物已近髓。#14腭根根尖吸收，有明显的根尖透射影表现。

术前诊断

牙髓

#14牙髓坏死。

根尖周组织

#14有症状的根尖周炎。

治疗计划

推荐方案

应急方案：无。

常规方案：#14非手术根管治疗。

其他方案

拔除或者不治疗。

修复方案

桩核冠修复。

预后

良好	不确定	不佳
X		

临床治疗过程：治疗记录

一诊（第1天）：回顾患者系统病史。患者知情同意后，用含有1：100000肾上腺素的2%利多卡因72mg进行局部浸润麻醉。上橡皮障，𬌗面开髓。用2.5%次氯酸钠（NaClO）冲洗髓腔；定位4个根管口，探查发现坏死的牙髓组织。通过电子根尖定位仪（Root ZX®Ⅱ，J. Morita，Kyoto，Japan）和X线片确定工作长度（图13.2和图13.3）。所有根管使用0.04锥度镍钛锉（Dentsply Sirona，Johnson City，TN，USA）进行预备。整个操作过程交替使用2.5% NaClO、17%乙二胺四乙酸（EDTA）和根管润滑剂。近颊第一根管（MB1）和近颊第二根

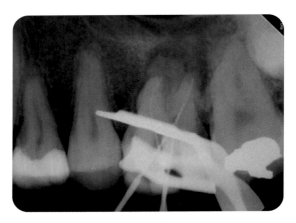

图13.2　近颊第一根管和远颊根管确定工作长度的X线片（第1天）

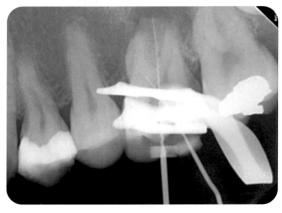

图13.3　近颊第二根管和腭侧根管确定工作长度的X线片（第1天）

管（MB2）均预备至#30/0.04锥度，远颊根管预备至#35/0.04锥度，腭侧根管预备至#60/0.04锥度。根管清理和成形后使用冲洗液进行冲洗，然后通过超声工作尖荡洗。所有根管使用无菌纸尖干燥。将Ca(OH)_2粉末与无菌盐水混合，调制成Ca(OH)_2糊剂以进行根管封药。使用无菌干棉球和Cavit™（3M，Two Harbors，MN，USA）暂封开髓孔，调整咬合。口头和书面形式交代术后注意事项。

二诊（第2天）：术后随访，患者自述痛感已减轻，感觉无明显不适。

三诊（第14天）：病史回顾无特殊。用含有1：100000肾上腺素的2%利多卡因72mg进行局部浸润麻醉，上橡皮障，去除暂封。髓腔使用2.5%NaClO、17%EDTA进行冲洗。超声荡洗去除Ca(OH)_2，终尖锉再次预备至工作长度和宽度。无菌纸尖干燥根管，牙胶和AH Plus®根管封闭糊剂联合热熔牙胶垂直加压技术充填根管。X线片确认充填效果（图13.4）。

工作长度、根尖宽度和根充方法

根管	工作长度	根尖宽度及锥度	根充材料和方法
近颊第一根管	19.5mm	#30/0.04	牙胶和AH Plus®根管封闭糊剂；热熔牙胶垂直加压充填法
近颊第二根管	19.0mm	#30/0.04	牙胶和AH Plus®根管封闭糊剂；热熔牙胶垂直加压充填法
远颊根管	19.5mm	#35/0.04	牙胶和AH Plus®根管封闭糊剂；热熔牙胶垂直加压充填法
腭侧根管	20.0mm	#60/0.04	牙胶和AH Plus®根管封闭糊剂；热熔牙胶垂直加压充填法

术后评估

四诊（术后15个月随访）：患者自述无任何不

适。软组织正常，根尖周无疼痛，叩诊无不适。根尖X线片显示#14根尖周组织已形成完整的硬骨板，根尖愈合良好（图13.5）。

图13.7～图13.11展示上颌磨牙MB2的发生率。

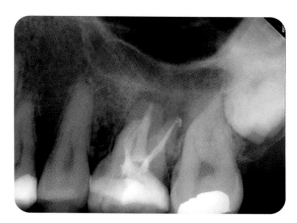

图13.4　术后X线片，二次随访（第14天）

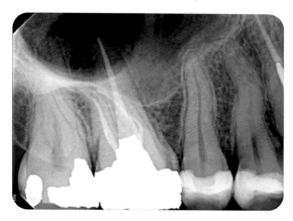

图13.7　上颌第一磨牙（#3）MB2

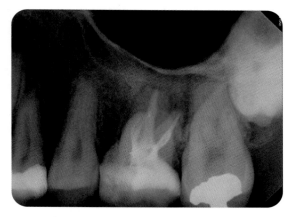

图13.5　15个月后随访的X线片，根尖周病变愈合

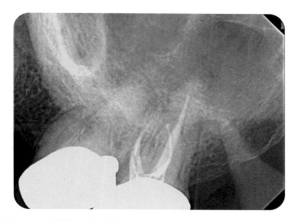

图13.8　上颌第二磨牙（#15）MB2

图13.6举例说明MB2髓腔内定位。

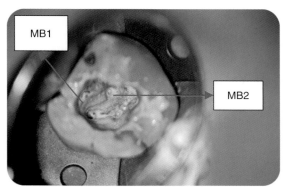

图13.6　口内照片展示该病例MB2位置（第14天）

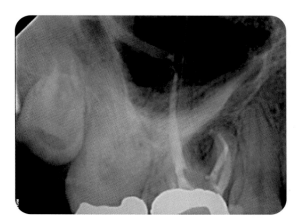

图13.9　上颌第一磨牙（#3）MB2

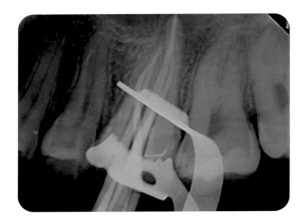

图13.10　上颌第一磨牙（#14）MB2

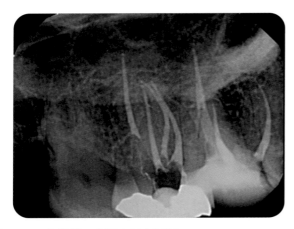

图13.11　上颌第二磨牙（#2）MB2

图13.12和图13.13举例说明上颌磨牙的异常解剖形态。

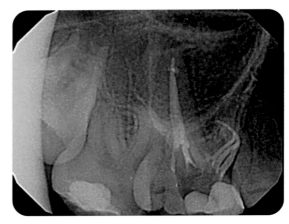

图13.12　上颌第一磨牙（#3）存在MB1、MB2、MB3

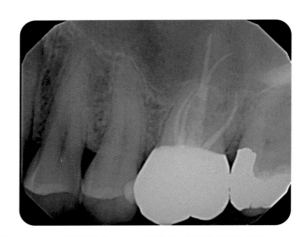

图13.13　上颌磨牙（#14）存在双腭侧根管和MB2

自学问题

A. 根据大量有关根管解剖的研究，上颌第一磨牙和第二磨牙可能有几个根管？

C. 上颌第一磨牙近颊第二根管的平均发生率是多少？

B. 上颌磨牙非手术根管治疗最常见的失败原因是什么？

D. 上颌第二磨牙近颊第二根管平均发生率是多少？

E. 医生可以使用哪些辅助器械来定位上颌磨牙的近颊第二根管？

自学问题解析

A. 上颌第一磨牙和第二磨牙通常有3个牙根，近颊根、远颊根和腭根。这些牙根的内部解剖结构变异较大，尤其是近颊根。上颌磨牙近颊根通常有2个根管，上颌第一磨牙近颊第二根管的发生率高于上颌第二磨牙（Cleghorn，Christie & Dong 2006）。

B. 上颌第一磨牙和第二磨牙非手术根管治疗最常见的失败原因是近颊第二根管定位和治疗的失败。研究表明，上颌磨牙近颊第二根管定位失败及治疗不当将影响这些牙齿的长期预后和治疗成功率，最终导致根管治疗的失败（Wolcott et al. 2005）；因此，医生在治疗上颌磨牙时必须掌握足够的解剖学知识并全面了解患牙的情况。

C和D. 多项研究检查和评估了上颌磨牙近颊第二根管的存在。一项体外研究报道，上颌第一磨牙和第二磨牙近颊第二根管的发生率高达95.2%（Kulild & Peters 1990）。其他研究评估了上

颌第一磨牙近颊第二根管的临床发生率，高达71.2%（Fogel，Peikoff & Christie 1994）。另一项有趣的研究经历了长达8年的时间，它发现最初上颌第一磨牙的近颊第二根管临床检出率为73.2%，第二磨牙为50.7%。然而，当医生有了更多的临床经验并且使用了牙科显微镜以后，上颌第一磨牙和上颌第二磨牙的近颊第二根管临床检出率分别为93%和60.4%（Stropko，1999）。一项更加深入的研究对已有的34项研究进行了回顾，加权平均了8399颗上颌第一磨牙，总结得出上颌第一磨牙近颊第二根管的发生率为56.8%。研究进一步发现远中根和腭根单根管发生率分别为98.3%和99%（Cleghorn et al. 2006）。

E. 一位博学且受过良好训练的医生会意识到近颊第二根管的发生率很高，应当利用先进的牙科技术和设备（如牙科显微镜、超声工作尖和特殊车针等）来帮助寻找这些根管。

参考文献

[1] Cleghorn, B. M., Christie, W. H. & Dong, C. C. (2006) Root and root canal morphology of the human permanent maxillary first molar: A literature review. *Journal of Endodontics* **32**, 813–821.

[2] Fogel, H. M., Peikoff, M. D. & Christie, W. H. (1994) Canal configuration in the mesiobuccal root of the maxillary first molar: A clinical study. *Journal of Endodontics* **20**, 135–137.

[3] Kulild, J. C. & Peters, D. D. (1990) Incidence and configuration of canal systems in the mesiobuccal root of maxillary first and second molars. *Journal of Endodontics* **16,** 311–317.

[4] Stropko, J. J. (1999) Canal morphology of maxillary molars: Clinical observations of canal configurations. *Journal of Endodontics* **25**, 446–450.

[5] Wolcott, J., Ishley, D., Kennedy, W. *et al.* (2005) A 5 yr clinical investigation of second mesiobuccal canals in endodontically treated and retreated maxillary molars. *Journal of Endodontics* **31**, 262–264.

第14章

非手术根管治疗病例Ⅷ：下颌磨牙

Ahmed O Jamleh, Nada Ibrahim

学习目标

- 了解获取完整现病史的正确问诊方式
- 掌握如何根据病史、临床检查和诊断性测试对牙髓和根尖周状况做出诊断
- 掌握保守性治疗牙髓根尖周病的非手术根管治

疗方法

- 理解有效的根管清创对于形成良好引流通道的重要性
- 掌握评判非手术根管治疗成功的临床和放射学标准

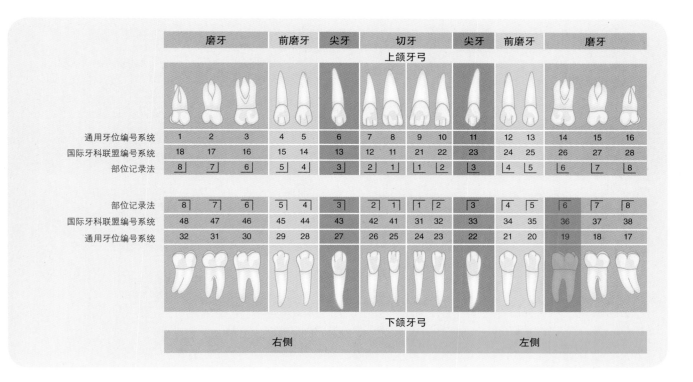

	磨牙			前磨牙		尖牙	切牙				尖牙	前磨牙		磨牙		
							上颌牙弓									
通用牙位编号系统	1	2	3	4	5	6	7	8	9	10	11	12	13	14	15	16
国际牙科联盟编号系统	18	17	16	15	14	13	12	11	21	22	23	24	25	26	27	28
部位记录法	8⌐	7⌐	6⌐	5⌐	4⌐	3⌐	2⌐	1⌐	⌐1	⌐2	⌐3	⌐4	⌐5	⌐6	⌐7	⌐8
部位记录法	8⌐	7⌐	6⌐	5⌐	4⌐	3⌐	2⌐	1⌐	⌐1	⌐2	⌐3	⌐4	⌐5	⌐6	⌐7	⌐8
国际牙科联盟编号系统	48	47	46	45	44	43	42	41	31	32	33	34	35	36	37	38
通用牙位编号系统	32	31	30	29	28	27	26	25	24	23	22	21	20	19	18	17
							下颌牙弓									
		右侧							左侧							

主诉

"我的左脸有一个小脓包，有时会有脓液流出。"

系统病史

患者，男，9岁。身心发育正常，生命体征正常（身高146cm；体重55kg；生命体征：右臂坐位血压117/53mmHg，心率94次/分，呼吸频率18次/分；体温36.6℃）。无药物过敏史。患者近期服用皮肤科医生开出的抗生素以治疗他脸部的窦道，但没有起到任何作用。

该患者根据美国麻醉医师学会（ASA）体格状态分类法分为Ⅰ级。

口腔病史

几个月前，患者到社区牙科诊所进行治疗，#19进行了初步的根管预备，根管内放置氢氧化钙［Ca(OH)₂］（UltraCal®XS；Ultradent，South Jordan，UT，USA）糊剂。全科牙医将他转至牙髓专科诊所进行进一步治疗。

临床评估（诊断过程）

临床检查

口外检查

口外检查显示左下颌皮肤上有一直径为1cm的红斑结节（图14.1A）。结节表面结痂，触之柔软。患者无发热，面部肿胀或颈部淋巴结肿大。

口内检查

口内检查显示患者口腔卫生较差，牙龈慢性炎症。#19使用树脂改良型玻璃离子（Photac™ Fil，3M ESPE，Neuss，Germany；图14.1B）暂时充

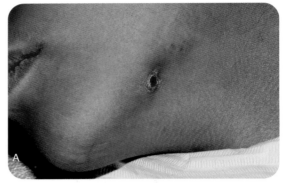

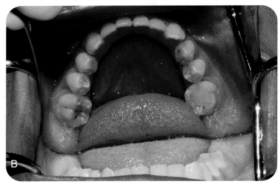

图14.1 术前片显示：1cm的红斑和结痂的表面结节（A），口内没有肿胀的患牙（B）

填。牙齿无松动或牙周袋，边缘完整。牙齿对冷测试或牙髓电活力测试无反应，无叩痛和触痛。

诊断性测试

牙位	#18	#19	#20	#30（对侧）
叩诊	−	−	−	−
扪诊	−	−	−	−
冷诊	+	−	+	+
松动度	WNL	WNL	WNL	WNL
EPT	+	−	+	+

EPT：牙髓电活力测试；WNL：在正常范围内；+：有反应；−：无反应

影像学检查

根尖X线片显示#19近中根尖周可见透射影像延伸至根分叉区。近中根硬骨板缺失，没有明显的牙根内或牙根外吸收（图14.2）。

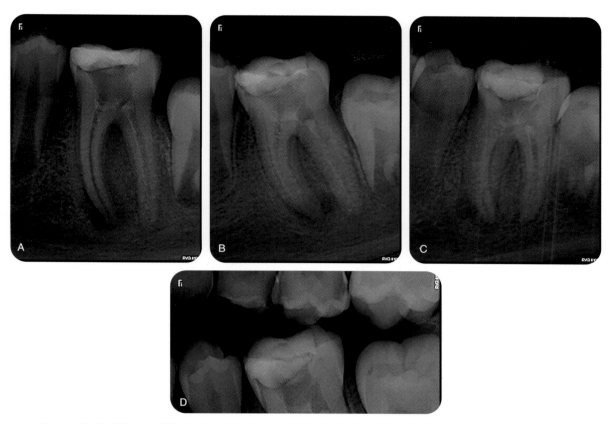

图14.2 术前片显示根尖周情况［正位（A）、近中（B）、远中（C）成角度］和咬合位（D）

术前诊断

牙髓

#19牙髓初步治疗后。

根尖周组织

#19慢性根尖周脓肿伴皮肤窦道。

治疗计划

推荐方案

应急方案：无。

常规方案：#19行非手术根管治疗；获取患者知情同意书。

其他方案

拔除#19。

修复方案

桩核冠修复。

预后

良好	不确定	不佳
X		

临床治疗过程：治疗记录

一诊（第1天）：患者生命体征：血压115/60mmHg，心率90次/分。患者无明显症状。回顾系统病史和口腔病史，与患者讨论了临床评估、诊断、治疗选择和治疗方案。拍摄根尖片和咬合翼片。#19叩诊、触诊无不适、无松动，探诊牙周袋深度<3mm。告知患者及其监护人可选择的治疗方案，包括通过非手术根管治疗保存患牙与拔除患牙

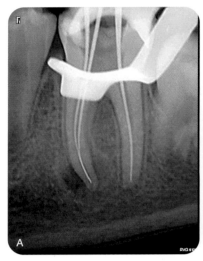 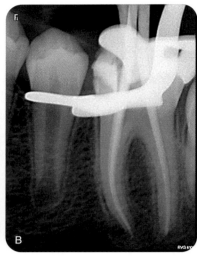 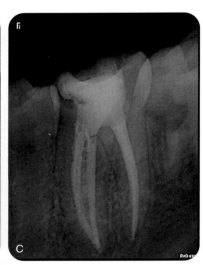

图14.3　根尖X线片确定工作长度（A），试主尖的X线片（B），根充术后的X线片（C）

两种方案的优缺点。患者的合法监护人已知晓术前和术后的潜在并发症。患者知情同意后，选择非手术性根管治疗。预约本月底进行治疗。

二诊（第29天）：回顾系统病史和口腔病史。患者血压112/51mmHg，心率85次/分。患者无明显症状。局部麻醉：使用含有1∶100000肾上腺素2%的利多卡因3.6mL进行下牙槽神经和左侧颊神经的阻滞麻醉。#19上橡皮障隔离。为了保存窝洞的4个壁完整，选择在树脂改良玻璃离子上开髓。探查到4个根管口［近颊根管（MB），近舌根管（ML），远颊根管（DB），远舌根管（DL）］。用大量生理盐水冲洗去除根管内残余的Ca(OH)$_2$糊剂。采用冠向下法进行根管预备。冠方使用ProFile #40/0.06锥度（Dentsply Sirona，Ballaigues，Switzerland）镍钛旋转器械进行预敞。6%次氯酸钠进行根管冲洗。使用电子根测仪测定工作长度，并通过拍摄X线片确定工作长度（图14.3A）。使用K3™ #35/0.06锥度的旋转器械进行根管中段的成形（SybronEndo，Orange，CA，USA），使用#30/0.06锥度和#35/0.06锥度的旋转器械进行根尖预备，并至工作长度。根管使用6%次氯酸钠

（NaClO）和17%乙二胺四乙酸（EDTA）交替进行冲洗消毒，纸尖干燥，螺旋输送器（Dentsply Sirona，Ballaigues，Switzerland）输送Ca(OH)$_2$糊剂于根管中，树脂加强型玻璃离子暂封开髓孔。告知患者术后注意事项。

三诊（6个月后）：回顾系统病史和口腔病史。患者血压124/66mmHg，心率80次/分。患者无明显症状。口外的皮肤窦道除了有轻度凹陷外已基本愈合（图14.4）。局部麻醉：使用含有1∶100000肾上腺素的2%利多卡因3.6mL进行下牙槽神经和左侧颊神经的阻滞麻醉。上橡皮障。去除暂封，建立髓腔通道。Ca(OH)$_2$糊剂已基本吸收。

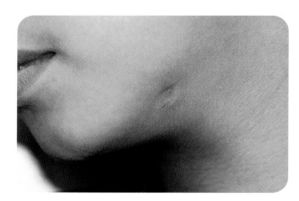

图14.4　口外照片显示皮肤窦道愈合伴有轻微凹陷

使用NaClO冲洗去除残余Ca(OH)$_2$糊剂，确定根管工作长度。根管使用超声工作尖配合6%NaClO、17%EDTA、生理盐水、2%氯己定进行反复冲洗，纸尖干燥根管。使用冷牙胶侧方加压充填法进行根管充填。4个根管内放置#35/0.06锥度的主牙胶尖以及AH Plus®根管封闭糊剂（Dentsply Sirona，Konstanz，Germany）（图14.3B）。再使用#30/0.02锥度侧压针进行侧方加压，辅尖依次充填根管直到根管完全充满（图14.3C）。使用酒精棉球清理髓腔。Cavit™（3M，Two Harbors，MN，USA）和改良树脂型玻璃离子封闭开髓孔。调整咬合（与对颌牙轻微接触）。定期随访，并告知患者术后注意事项。

工作长度、根尖宽度和根充方法

根管	工作长度	根尖宽度及锥度	根充材料和方法
近颊根管	19.0mm	#35/0.06	牙胶，AH Plus®根管封闭糊剂；冷牙胶侧方加压充填法
近舌根管	19.0mm	#35/0.06	牙胶，AH Plus®根管封闭糊剂；冷牙胶侧方加压充填法
远颊根管	20.0mm	#35/0.06	牙胶，AH Plus®根管封闭糊剂；冷牙胶侧方加压充填法
远舌根管	20.0mm	#35/0.06	牙胶，AH Plus®根管封闭糊剂；冷牙胶侧方加压充填法

术后评估

四诊（术后3个月随访）：患者无不适症状。临床检查无根尖感染症状；患牙无叩痛，根尖部无红肿、压痛、渗出。X线片显示除根尖部位，近中根周围已基本形成骨性愈合（图14.5A）。

患者未进行术后6个月的随访。

五诊（术后8个月随访）：患者无不适症状。根尖片显示根尖周组织可见部分透射影像（图14.5B）。

六诊（术后12个月随访）：患者无不适症状。根尖片显示根尖周组织透射影像缩小。去除患牙原充填材料，复合树脂材料重新充填患牙（Filtek™ Bulk Fill，3M ESPE，Two Harbors，MN，USA）（图14.5C）。

七诊（术后14个月随访）：患者无不适症状。根尖片显示根尖周组织愈合良好并可见反应性牙骨质和硬骨板样组织形成（图14.5D）。

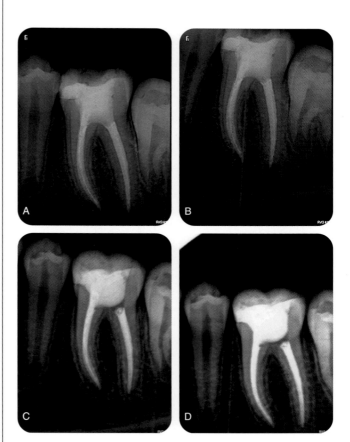

图14.5　术后随访X线片：术后3个月（A）、8个月（B）、12个月（C）和14个月（D）

自学问题

A. 牙髓病诊断的具体步骤有哪些？

B. 牙源性的窦道是如何形成的？其可能的原因
是什么？

C. 如何处理牙源性皮肤窦道？

D. 为什么牙髓治疗后的"术后评估"至关重要？

E. 如何确定非手术根管治疗是否成功？

自学问题解析

A. 对牙髓病患者诊疗的第一步是进行诊断，系统全面的检查对于制订合理的治疗方案、解决患者的主诉问题十分必要。以下是进行牙髓病诊断的要点（Berman & Rotstein 2015）：

- 倾听患者的主诉，询问主诉相关的症状及病史。
- 采集患者的系统病史和口腔病史。
- 对患者进行口内和口外检查。
- 完成客观的临床检查和影像学检查并对结果进行解读。
- 将客观的检查结果与患者主观的信息相联系。

B. 微生物是引起牙髓病和根尖周病最主要的致病因素（Kakehashi, Stanley & Fitzgerald 1965）。牙髓来源的根尖周疾病主要是由牙髓的感染和坏死引发的炎症反应所致，炎症反应能防止感染进一步向根尖周组织扩展。炎症反应能够导致根尖区处于长期的慢性炎症环境，造成根尖周骨吸收。如果炎症反应持续存在，则窦道形成并在口内的颊侧、舌侧或腭侧形成排脓途径；偶尔窦道也可能在口外皮肤上形成排脓途径（Ørstavik & Pitt Ford 2008）。多种疾病都可引起皮肤的排脓窦道，例如化脓性根尖周炎、骨髓炎、感染囊肿、唾液腺感染、先天性异常、深部真菌感染、异物反应、恶性肿瘤、肉芽肿病（Johnson, Remeikis & Van Cura 1999）。

C. 牙源性皮肤窦道发生率较低，所以经常处理不当。彻底地完成非手术根管治疗是治疗牙源性皮肤窦道的有效方法。非手术根管治疗是否成功主要取决于能否通过有效的化学和机械预备清除根管系统内感染的微生物。根管成形有利于有效的冲洗、消毒和封闭。冲洗剂主要用于冲洗清除碎屑，溶解有机和无机组织，并清除微生物及其毒素。在伴有慢性根尖周脓肿的患牙中所有的清创过程和严密的根管封闭都应当接近X线片显示的根尖止点，以恢复健康的根尖周组织（Chugal, Clive & Spångberg 2003）。虽然患牙伴有根尖周炎将降低根管治疗的成功率，但是在正确时机下进行有效的根管治疗将有利于患牙的预后。据报道，有病例证明牙源性的皮肤窦道能够在根管治疗后充分愈合，并且在皮肤窦道处可见愈合后的瘢痕形成（Soares et al. 2007）。延误诊断或不完善的根管治疗可能引发不必要的并发症，例如窦道的形成。因此，充分有效的根管系统清创术是根尖周炎症愈合和窦道消除的关键。

D. 定期随访至关重要，它能有效评估治疗是否成功、是否存在并发症，患者整体恢复状况以及任何被忽略的必要干预措施。并且使医生及时有效地处理治疗后的任何问题或并发症。

E. 治疗结果通过临床和X线片检查进行评估。临床成功标准包括患牙无松动、恢复功能、感染症状消失，这些感染症状包括不适、疼痛、触痛、肿胀、窦道、牙周袋、鼻窦炎和感觉异常等。另一方面，影像学成功标准包括正常牙周膜宽度、根尖周和根分叉无透射影像、无骨和/或牙根吸收（Torabinejad & White 2015）。基于随访的研究证明如果选择并进行了合适的治疗，根管治疗后患牙的成功率很高（Setzer and Kim 2014）。

参考文献

[1] Berman, L. & Rotstein, I. (2015) Diagnosis. In: *Cohen's Pathways of the Pulp* (eds. K. Hargreaves & L. Berman), 11th edn, pp. 2–24. St. Louis, MO: Elsevier.

[2] Chugal, N. M., Clive, J. M. & Spångberg, L. S. (2003) Endodontic infection: Some biologic and treatment factors associated with outcome. *Oral Surgery, Oral Medicine, Oral Pathology, Oral Radiology, and Endodontics* **96**, 81–90.

[3] Johnson, B. R., Remeikis, N. A. & Van Cura, J. E. (1999) Diagnosis and treatment of cutaneous facial sinus tracts of dental origin. *Journal of American Dental Association* **130**, 832–836.

[4] Kakehashi, S., Stanley, H. R. & Fitzgerald, R. J. (1965) The effects of surgical exposures of dental pulps in germ-free and conventional laboratory rats. *Oral Surgery, Oral Medicine and Oral Pathology* **20**, 340–349.

[5] Ørstavik, D. & Pitt Ford, T. (2008) Apical periodontitis: Microbial infection and host responses. In: *Essential Endodontology* (eds. D. Ørstavik & T. Pitt Ford), 2nd edn, pp. 2–9. Oxford: Blackwell.

[6] Setzer, F. C. & Kim, S. (2014) Comparison of long-term survival of implants and endodontically treated teeth. *Journal of Dental Research* **93**, 19–26.

[7] Soares, J. A., de Carvalho, F. B., Pappen, F. G. *et al.* (2007) Conservative treatment of patients with periapical lesions associated with extraoral sinus tracts. *Australian Endodontic Journal* **33**, 131–135.

[8] Torabinejad, M. & White, S. (2015) Evaluation of endodontic outcomes. In: *Endodontics: Principles and Practice* (eds. M. Torabinejad, R. Walton & A. Fouad), 5th edn, pp. 397–411. St. Louis, MO: Elsevier.

第15章

非手术根管治疗病例Ⅸ：上颌磨牙/复杂解剖结构（磨牙弯曲根管的处理）

Priya S. Chand, Jeffrey Albert

学习目标

■ 了解如何根据美国牙髓病学会（AAE）的诊断术语来诊断本病例

■ 熟悉如何根据AAE根管病例难度评估表评估本病例的难度

■ 掌握弯曲根管的处理方法

	磨牙			前磨牙		尖牙	切牙				尖牙	前磨牙		磨牙		
							上颌牙弓									
通用牙位编号系统	1	2	3	4	5	6	7	8	9	10	11	12	13	14	15	16
国际牙科联盟编号系统	18	17	16	15	14	13	12	11	21	22	23	24	25	26	27	28
部位记录法	8	7	6	5	4	3	2	1	1	2	3	4	5	6	7	8

	磨牙			前磨牙		尖牙	切牙				尖牙	前磨牙		磨牙		
部位记录法	8	7	6	5	4	3	2	1	1	2	3	4	5	6	7	8
国际牙科联盟编号系统	48	47	46	45	44	43	42	41	31	32	33	34	35	36	37	38
通用牙位编号系统	32	31	30	29	28	27	26	25	24	23	22	21	20	19	18	17
							下颌牙弓									
	右侧							左侧								

主诉

"我左边上面的牙遇冷特别痛，而且是持续性的痛。"

系统病史

患者，男，57岁，白种人。血压126/77mmHg，心率64次/分，呼吸频率16次/分。患者有高血压、关节炎病史，否认药物过敏史。患者通过调节饮食和定期运动自行控制高血压，并服用酒石酸美托洛尔（100mg/d）治疗高血压。根据需要服用布洛芬治疗关节炎（400mg）。患者否认呼吸、血液、胃肠、神经系统和泌尿生殖系统疾病史。

该患者根据美国麻醉医师学会（ASA）体格状态分类法分为Ⅱ级。无牙科治疗禁忌证。

口腔病史

医生转诊建议#15行根管治疗。3天前，患者行#12~#15临时冠桥修复，#12、#13、#15为基牙，#14为桥体。随后左上后牙区出现严重的自发痛及冷刺激痛。患者自述戴临时冠前牙齿并无症状。由于#15发生继发龋，故重新修复。#14已于15年前拔除。患者坚持常规牙周维护和年度口腔检查。患者口内有多个全冠和充填体。

临床评估（诊断过程）

临床检查

口外检查

面部左右对称。淋巴结质韧、无肿大。口腔癌筛查结果为阴性。

口内检查

#12、#13、#15可见临时冠修复体。#14缺失，临时冠桥体与牙龈呈接触式，3个基牙修复体设计为龈上边缘。#15牙近中邻𬌗面复合树脂充填物完好。#12和#13无修复体、无龋坏。#12、#13、#15牙周探诊深度为1~3mm。取下临时冠桥修复体并对#12、#13、#15、#19进行牙髓检查。

诊断性测试

牙位	#12	#13	#15	#19
叩诊	WNL	WNL	+	WNL
触诊	WNL	WNL	WNL	WNL
冷测	WNL	WNL	L	WNL
EPT	+	+	+	+
咬诊	WNL	WNL	+	WNL

EPT：牙髓电活力测试；WNL：在正常范围内；L：延迟反应；+：对叩诊、牙髓电活力测试或咬诊呈阳性反应。

影像学检查

患牙拍摄了数字化根尖周X线片（图15.1），显示正常的骨小梁结构。X线片可见#13、#15以及部分#12。牙槽骨评估结果显示轻度骨丧失。#15可见不透射的冠部修复体影像，其下方修复体的高密度影像延伸至近髓处。髓室缩小，根管影像不清。近颊根和远颊根弯曲。近颊根在根中1/3处可见近90°的远中向弯曲，远颊根突然向远中弯曲。远颊根及腭根根尖处可见硬骨板增厚，难以辨认近中根的根尖区影像。#14缺失，#14区域见高密度修复体连接于#13与#15之间。#13可见高密度的冠修复体

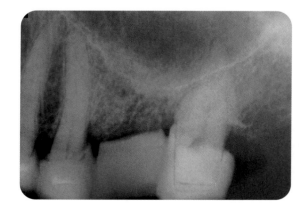

图15.1 术前X线片

影像、髓室缩窄、根尖区硬骨板影像完整。可见部分#12高密度冠修复体影像及根尖区完整的硬骨板影像。#15根尖区见上颌窦底的高密度影像。

术前诊断

牙髓

#15有症状的不可复性牙髓炎。

根尖周组织

#15有症状的根尖周炎。

治疗计划

推荐方案

应急方案：无。

常规方案：非手术根管治疗。

其他方案

拔除、更换修复体或者不治疗（有潜在风险）。

修复方案

髓室固位核+全牙尖覆盖：治疗后作为桥基牙。

预后

良好	不确定	不佳
X		

临床治疗过程：治疗记录

一诊（第1天）：给患者列举每种治疗计划的优缺点。患者知情同意，并选择进行#15的根管治疗。取下临时冠桥后进行牙齿检查。涂布20%苯佐卡因行表面麻醉，并通过在#15根尖区的颊侧前庭沟处注射含有0.034mg肾上腺素的利多卡因68mg

行局部浸润麻醉，同时给予腭侧黏膜浸润注射。#15上橡皮障，用#2球钻开髓。手术显微镜检查髓室，发现牙髓出血严重，髓室内有多块髓石。使用超声振荡结合牙髓探针去除髓石。髓室底探查到近颊第一根管（MB）和腭根（P）根管，但是使用显微镜未观察到钙化的远颊根（DB）和近颊第二根管（MB2）。使用LN™钻（Dentsply Sirona，Tulsa，OK，USA）去除DB和MB2根管口上方的钙化组织。在距远颊根髓室底根向2mm处探及DB根管，仍然无法探及MB2根管。使用#2和#3 GG钻敞开根管的冠1/3。MB和DB根管发生了严重的钙化。经过1小时的尝试疏通了3个钙化根管，此时患者表现出疲惫。使用根尖电子定位仪（EAL）确定MB、DB及P根管的工作长度（WL）。K锉疏通DB和P根管至#25。而重度弯曲和钙化的MB根管只清理成形到#15，需要反复不断更换小号锉进行回锉，以保证根管冠部至根尖的通畅。疏通根管时辅助使用根管润滑剂RC-Prep®（Premier Dental Products，Morristown，PA，USA），10mL 5.25%次氯酸钠（NaClO）和8mL 17%乙二胺四乙酸（EDTA）进行根管冲洗。纸尖干燥根管，用#10K锉将氢氧化钙［$Ca(OH)_2$］糊剂放置于3个根管中直至工作长度。干棉球加Cavit™ G（3M，Two Harbors，MN，USA）暂封窝洞，并用Temp-Bond™（Kerr，Romulus，MI，USA）粘接临时冠桥修复体。使用咬合纸进行咬合调整。患者离开时感觉良好，嘱咐患者如有不适，每6小时服用600mg布洛芬。预约患者1周后复诊。

二诊（第8天）：血压122/72mmHg，心率66次/分。患者无任何不适症状。涂布20%苯佐卡因表面麻醉剂，并在#15颊侧根尖区前庭沟注射含有0.017mg肾上腺素的利多卡因34mg，腭侧行局部浸润麻醉。去除临时冠并在橡皮障隔离下继续进行#15的根管治疗。#15再次开髓，电子根尖定位仪确定每个根管的工作长度。牙髓探针探查MB2时，有"卡针感"。MB2根管存在钙化和弯曲。经过45分钟的疏通之后，MB和MB2根管只能疏通至#20K锉并达工作长度。MB和MB2根管需要再扩大冠方1/3，并不断使用小号锉回锉保证根管从冠方至根尖部的通畅。使用Vortex Blue®镍钛旋转锉（Dentsply Sirona，Johnson City，TN，USA）结合冠向下技术将DB和P根管清理成形至工作长度，根管预备至#30/0.04锥度。在使用旋转器械之前，用电子根尖定位仪和#25K锉再次确定工作长度。使用根管润滑剂RC-Prep®（Premier Dental Products，Morristown，PA，USA）润滑根管，10mL 5.25%次氯酸钠（NaClO）和8mL 17%乙二胺四乙酸（EDTA）进行根管冲洗。最后用3mL 2%氯己定（CHX）进行终末冲洗。此时患者表现出疲态，医生决定完成DB和P的预备后结束治疗。使用纸尖干燥根管，并拍摄X线片确定工作长度（图15.2）（注意放在MB根管中用来确认工作长度的锉）。X线片可见从上颌窦下缘延伸到#13牙根的冠1/3有一条低密度透射区。#13无不适症状，并且冷测试与初诊相比反应正常。牙周探诊测得#12、#13、#15牙周袋深度均在1~3mm。在为患者戴临时冠之前，全科医生请口腔外科医生评估了患牙的X线片。使用热熔牙胶垂直加压法充填根管。AH

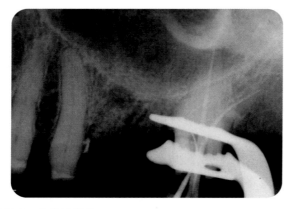

图15.2　主尖试尖片

Plus®根管封闭糊剂（Dentsply Sirona，Konstanz，Germany）和大锥度牙胶置于根管内，使用携热器和垂直加压器来垂直加压主牙胶，热熔牙胶回填到根管口水平。用#10K锉将Ca(OH)$_2$糊剂放置在MB和MB2根管中达工作长度。使用干燥的棉球和Cavit™ G暂封，并用Temp-Bond™粘接临时冠桥修复体。咬合纸调整咬合。患者在离开时无不适。交代术后医嘱。约患者1周后复诊行MB和MB2根管的进一步疏通。

三诊（第14天）：血压118/74mmHg，心率62次/分。患者无不适症状。#13冷测试反应正常。涂布20%苯佐卡因表面麻醉剂，并在#15颊侧根尖区前庭沟注射含有0.017mg肾上腺素的利多卡因34mg，并行腭侧局部浸润麻醉。去除临时冠并在橡皮障隔离下继续进行#15的根管治疗。#15重新开髓，电子根尖定位仪确定MB和MB2的工作长度。MB和MB2根管预备至#20K锉并至工作长度。使用Vortex Blue®镍钛旋转锉（Dentsply Sirona，Johnson City，TN，USA）结合冠向下技术对MB和MB2根管清理并成形至工作长度，根管分别预备至#30/0.04锥度、#25/0.04锥度。使用根管润滑剂RC-Prep®进行根管润滑，使用6mL 5.25%NaClO、4mL 17%EDTA冲洗根管，最后使用3mL 2%CHX进行终末冲洗。纸尖干燥根管并拍X线片。MB和MB2在近中根的根尖1~2mm处融合。通过热熔牙胶垂直加压法来完成根管充填。用酒精棉球清理髓室。用干棉球加Cavit™ G暂封窝洞，并用Temp-Bond™粘接临时冠桥。使用咬合纸进行咬合调整。拍摄了两张不同角度的X线片（图15.3和图15.4），X线片显示距根尖0.5mm范围内根管充填到位。MB1和MB2根管在根尖1~2mm处融合。在前一次治疗过程中观察到的透射影像，在最终的X线片中并不明显。牙医被告知可能是因为该区域接近上颌窦而产生的透射影像。患者在离开时感觉无不适，交代术后医嘱。预约患者2周后复诊行#12～#15冠桥修复。

83mmHg；心率69次/分。服药史无变化。口外检查显示面部双侧对称。淋巴结质韧、无肿大。口内检查无异常。口腔癌筛查结果为阴性。

患者无症状。#12、#13、#15叩诊、触诊、咬诊反应正常。#12、#13冷测试反应正常。#12、#13、#15基牙上可见新的修复体，#14见桥体。#12～#15牙周探诊深度在2～3mm范围内。牙龈健康并呈粉红色。咬合纸检查咬合正常。探及修复体边缘密合性良好。

影像学检查：拍摄两张数字化X线片。根尖片（图15.5）显示#15DB根尖周组织可见完整的硬骨板。根充良好。MB1和MB2在根尖1～2mm处融合。偏角投射的根尖片（图15.6）显示#15DB根尖不明显。上颌窦周围透射影像不明显。患者未按照建议到口腔外科医生处就诊。

工作长度、根尖宽度和根充方法

根管	工作长度	根尖宽度及锥度	根充材料和方法
近颊第一根管	17.0mm	#30/0.04	牙胶和AH Plus®根管封闭糊剂，热牙胶垂直加压充填法
近颊第二根管	18.0mm	#25/0.04	牙胶和AH Plus®根管封闭糊剂，热牙胶垂直加压充填法
远颊根管	19.0mm	#30/0.04	牙胶和AH Plus®根管封闭糊剂，热牙胶垂直加压充填法
腭侧根管	19.5mm	#30/0.04	牙胶和AH Plus®根管封闭糊剂，热牙胶垂直加压充填法

术后评估

四诊（1年后随访）：临床检查：血压128/

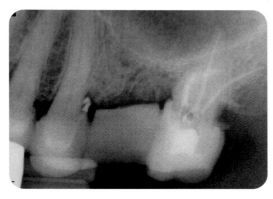

图15.3　充填完成X线片1

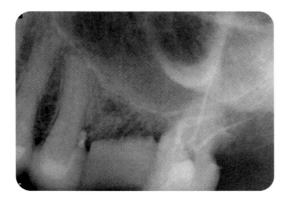

图15.4　充填完成X线片2

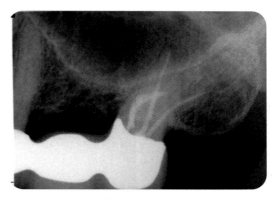

图15.5　1年后随访的X线片1

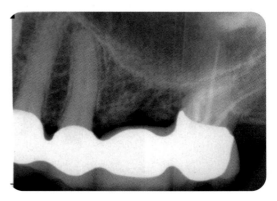

图15.6　1年后随访的X线片2

自学问题

A. 如何定义"弯曲牙"？弯曲根管的发生率如何？

B. 弯曲根管的治疗要考虑哪些技术因素？

C. 复杂临床病例的牙髓治疗方法目前取得了哪些进展？

D. 治疗弯曲根管存在哪些风险？

E. 影响此类病例预后的因素有哪些？

自学问题解析

A. 1848年Tomes首次提出"弯曲牙"这个概念，它是指牙齿的根部或冠部出现急剧弯曲，也可以定义为偏离冠根连线或在冠根连线上出现弯曲。另有学者认为（Hamasha, Al-Khateeb & Darwazeh 2002），如果与牙齿或牙根长轴存在90°角或更大的弯曲，则认为该牙齿在近中或远中方向是弯曲的。相反，也有人将弯曲牙定义为偏离正常轴线的牙齿，在根尖方向上出现20°或更大的弯曲（Chohayeb 1983）。

在恒牙列和乳牙列中均可见弯曲牙，但后者的发病率非常低（Bimstein 1978；Neville et al. 2002）。据报道弯曲牙在后牙和上颌牙的发生率更高，前牙和下颌牙的发生率较低。此外，许多患者可能会出现双侧对称发生的弯曲牙（Ng et al., 2008），但很少发现同一个人的上颌和下颌同时出现双侧弯曲牙。弯曲牙的发生率没有性别上的差异。

B. 首先，重要的是要认识到病例的复杂性，并为弯曲根管制订个性化的治疗计划。以下是治疗弯曲根管并减少医源性并发症的具体步骤（Sakkir et al. 2014）。

开髓：为了建立直达根尖孔的通路，必须去除足够的牙体组织，以保证根管治疗器械在窝洞内可自由移动。然而，Luebke通过查阅相关研究（Ingle et al. 2002）得出以下结论：当出现根管弯曲阻碍器械进入时，只需去除局部阻力，无须扩大整个开髓洞形。为了使器械在髓腔中自由移动只需扩展部分髓室壁，进而形成一种三叶草样的开髓洞形（Ingle et al. 2002）。Luebke将其称为"三叶草预备"。这种改良预备方法目的是有利于器械更好地预备弯曲根管（Ingle et al. 2002）。

可以通过以下方式减少直锉与弯曲的根管壁之间产生的回复力：

1. 对锉进行预弯：预先弯曲的锉比直锉能更好地适应弯曲根管。预弯有两种方式：
   - 整个锉预弯成渐变的曲线。
   - 在锉的尖端制备近45°的尖锐曲线。
2. 使用较小号锉：较小号的锉具有较好的柔韧性，能更好地适应弯曲根管的走行。建议较小号锉能完全疏通根管后再使用后续的序列锉。
3. 使用中号锉：中号锉具有良好的过度效应，能更顺畅地切割弯曲根管。从根尖位置向冠方每切割1mm，锉的型号就会从#15转换为#17，因为每增加1mm的切割，根管直径会增加0.02mm。
4. 使用弹性锉（镍钛锉、Flex-R®锉）：这类锉有助于保持弯曲根管的形状，并避免医源性并发症的发生，如形成台阶、肘部或根尖拉开。

可以通过以下方式减少锉的有效切割长度：向弯曲相反方向预备或者使用金刚砂锉刀钝化器械根尖1/3外侧以及中1/3内侧的切割刃。

还有一种策略是采用其他的根管预备方法，如冠部预敞法以及冠向下预备技术。

C. Kishen等（2016）表示，当代牙髓病学在技术和材料方面取得了前所未有的进步，也影响到了本专业的各个方面。

1. 影像学的发展在牙髓病学中的应用：锥形束计算机断层扫描（CBCT）技术被广泛用于3D

图像捕获和处理。传统2D影像学检查具有部分局限性，而CBCT极大地提高了诊断能力。

2. 根管预备：与手用器械相比，牙髓病学医生更青睐于使用镍钛（镍钛合金）机用器械。随着柔性合金材料的引进，改良的旋转器械正源源不断地出现。器械柔韧性的增加能更有效地进行根管疏通并延长器械使用的寿命。往复式运动技术可以减少每位患者使用的器械数量。此外，改良的镍钛器械在预备根管时能更多地接触根管内壁，从而实现根管的有效清理，并且减少根管冠部的敞开。

3. 根管消毒：现代根管治疗技术进行根管冲洗时，利用流体动力学来提高根管消毒的效果。它改善了气泡动力、激活增强了空化气泡并使用了更有效的抗菌剂。例如一直在进行的根管冲洗剂的研发，它的目的是研制出比NaClO抗菌斑生物膜效果更好的冲洗剂。

4. 根管充填：近年来，新理念的引入有效的改善和提高了根管充填的效果。例如使用硅酸钙水门汀基质的根管糊剂。这些糊剂起初是可流动的并且具有良好生物相容性，即能在湿润的环境中促进Ca/P的沉淀。糊剂和根管壁之间是一层磷酸钙界面，模拟了天然的牙体组织结构。但即使如此，核心材料牙胶仍然必不可少。

这些材料和技术方面的进步极大推进了现代牙髓病学的发展，从而使牙髓病学医生能够成功地完成复杂病例。

D. Hamasha等（2002）提出，弯曲根管可能给临床医生带来重大挑战。弯曲根管病例治疗失败的主要原因是无法维持根管天然的解剖学弯曲。这有可能导致台阶形成、根尖偏移、根尖拉开、穿孔或器械折断等。为了避免出现这些并发症，必须遵循牙髓病治疗的基本原则。这包括拍摄良好的术前X线片、建立根管的直线通路、预弯器械、回锉、充分地冲洗以及使用柔韧性较好的镍钛器械。

E. 根据美国牙髓病学专业术语学会的规定，该病例的预后将被归类为良好。然而，预后取决于若干因素，包括诊断。Sjogren等（1990）提出，该类病例的治疗成功率为：活髓牙：96%的成功率（没有微生物感染）；牙髓坏死伴根尖病损：86%；牙髓坏死伴根尖病损并且超填<2mm：76%；牙髓坏死伴根尖病损并且超填>2mm：68%。

Ng等（2008）的一项研究发现：4个因素可显著改善初次根管治疗的效果。包括术前没有根尖透射影、严密的根管充填、X线片显示根充在影像学根尖2mm范围内，以及良好的冠方修复。因此，根管治疗成功的衡量指标是在化学机械预备时维持了根管原有的形态；严密的充填根管直达根尖部、不超充；良好的冠方修复防止再感染。一项来自多伦多的研究报告评估了（de Chevigny et al. 2008）根管治疗术后4~6年的效果。研究结果提示：在具有根尖透射影的患牙中，术中并发症［比值比（OR）2.27；置信区间（CI）1.05~4.89；治愈率：无并发症，84%；有并发症，69%］和根管充填技术［比值比（OR）1.89；置信区间（CI）1.01~3.53；治愈率：冷牙胶侧方加压充填法，77%；热牙胶垂直加压充填法，87%］也可以作为其他的结果预测因子。据报道，术前根尖无透射影、单根、术中无并发症的患牙预后结果更好。

参考文献

[1] Bimstein, E. (1978) Root dilaceration and stunting in two unerupted primary incisors. *ASDC Journal of Dentistry for Children* **45**, 223–225.

[2] Chohayeb, A. A. (1983) Dilaceration of permanent upper lateral incisors: Frequency, direction, and endodontic treatment implications. *Oral Surgery, Oral Medicine, and Oral Pathology* **55**, 519–520.

[3] de Chevigny, C., Dao, T. T., Basrani, B. R. *et al.* (2008) Treatment outcome in endodontics: The Toronto study – Phase 4: Initial treatment. *Journal of Endodontics* **34** 258–263.

[4] Hamasha, A. A., Al-Khateeb, T. & Darwazeh, A. (2002) Prevalence of dilaceration in Jordanian adults. *International Endodontic Journal* **35**, 910–912.

[5] Ingle J.I, Himel, V.B., Hawrish, C.E. *et al.* (2002) Endodontic cavity preparation. In: *Endodontics* (eds. J.I. Ingle & L.K. Bakland), 5th edn, pp. 409, 465. London: B.C. Decker, Inc.

[6] Kishen, A., Peters, O. A., Zehnder, M. *et al.* (2016) Advances in endodontics: Potential applications in clinical practice.

Journal of Conservative Dentistry **19**, 199–206.

[7] Neville, B. W., Damm, D. D., Allen, C. M. *et al.* (2002) Oral and maxillofacial pathology. In: *Oral and Maxillofacial Pathology* (eds. B. W. Neville, D. D. Damm, C. M. Allen *et al.*), 2nd edn, pp. 86–88. Philadelphia: W. B. Saunders.

[8] Ng, Y. L., Mann, V., Rahbaran, S. *et al.* (2008) Outcome of primary root canal treatment: Systematic review of the literature – Part 2. Influence of clinical factors. *International Endodontic Journal* **41**, 6–31.

[9] Sakkir, N., Thaha, K. A., Nair, M. J. *et al.* (2014) Management of dilacerated and S-shaped root canals – An endodontist's challenge. *Journal of Clinical and Diagnostic Research* **8**, ZD22–ZD24.

[10] Sjogren, U., Hagglund, B., Sundqvist, G. *et al.* (1990) Factors affecting the long-term results of endodontic treatment. *Journal of Endodontics* **16**, 498–504.

[11] Tomes, J. (1846–1848) A course of lectures on dental physiology and surgery (lectures I–XV). *American Journal of Dental Science* **7**, 1–68 & 121–134, **8**, 33–54, 120–147, & 313–350.

第16章

非手术根管再治疗病例 I：上颌前牙

Kana Chisaka-Miyara

学习目标

- 了解初次牙髓治疗失败的原因

- 掌握如何使用牙胶尖示踪法确定窦道来源以确

定病因

- 熟悉何种牙髓治疗病例需要两次或多次就诊

- 掌握处理阻塞或有台阶根管的方法

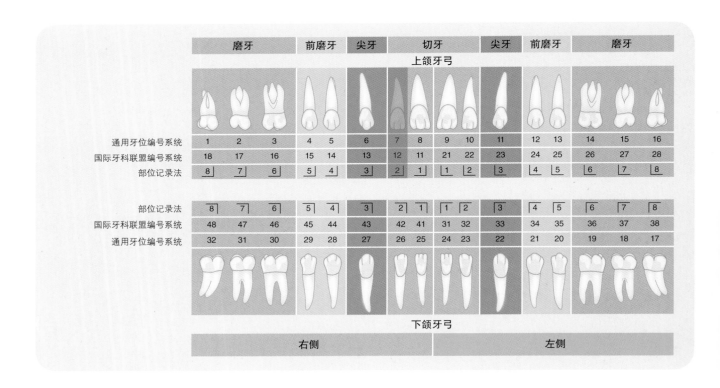

	磨牙			前磨牙		尖牙	切牙				尖牙	前磨牙		磨牙		
							上颌牙弓									
通用牙位编号系统	1	2	3	4	5	6	7	8	9	10	11	12	13	14	15	16
国际牙科联盟编号系统	18	17	16	15	14	13	12	11	21	22	23	24	25	26	27	28
部位记录法	8	7	6	5	4	3	2	1	1	2	3	4	5	6	7	8
部位记录法	8	7	6	5	4	3	2	1	1	2	3	4	5	6	7	8
国际牙科联盟编号系统	48	47	46	45	44	43	42	41	31	32	33	34	35	36	37	38
通用牙位编号系统	32	31	30	29	28	27	26	25	24	23	22	21	20	19	18	17
							下颌牙弓									
			右侧							左侧						

主诉

"我右侧上颌前牙区附近的牙龈肿胀。"

系统病史

患者，亚洲人，男，42岁。生命体征：血压120/80mmHg，患者正在服用降血压药物，药物控制良好。

该患者根据美国麻醉医师学会（ASA）体格状态分类法分为Ⅱ级。

口腔病史

在约20年前患者#7因龋齿由其口腔全科医生进行根管治疗并行复合树脂修复。6个月前，患者#7开始出现急性疼痛，随后出现肿胀。患者的口腔全科牙医对肿胀区进行了切开引流。上个月，由于窦道肿胀复发，全科牙医建议患者到牙体牙髓病专科医生处接受治疗。

临床评估（诊断过程）

临床检查

口外检查

临床检查显示下颌下和颈部区域无淋巴结肿大，口周和口外软组织表现正常。

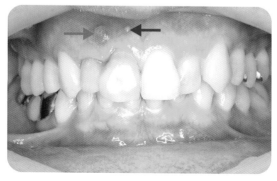

图16.1　口内照片示窦道（红色箭头）和纤维组织（蓝色箭头）

口内检查

口内颊侧窦道位于#7和#8之间（图16.1），#8上的颊侧牙龈形成了小的纤维组织。患者的口腔卫生尚可，患牙牙周探诊深度为2~3mm，近中邻面有复合树脂充填物。

诊断性测试

牙位	#6	#7	#8
叩诊	−	+	−
扣诊	−	+	−
CO_2冷诊	+	N/A	N/A
EPT	+	N/A	N/A

EPT：牙髓电活力测试；+：叩诊或扣诊有反应，且CO_2冷诊或牙髓电活力测试正常；−：叩诊或扣诊无反应；N/A：不适用

影像学检查

X线片显示#7近中为透射性树脂充填影像，根尖周组织有约7mm的低密度透射影，根充效果欠佳。#8显示远中透射性树脂充填物影像，根充物距离影像学根尖约1mm。牙胶尖插入窦道以追踪来源，X光片确认窦道来源为#7（图16.2）。

术前诊断

牙髓

#7根管治疗后。

根尖周组织

#7慢性根尖周脓肿。

治疗计划

推荐方案

应急方案：无。

常规方案：#7行根管再治疗。

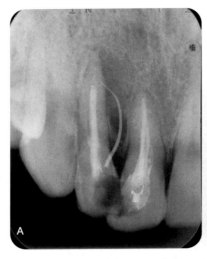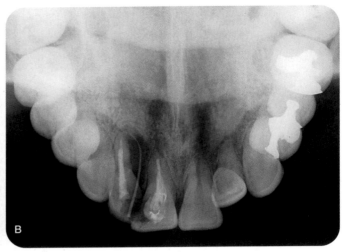

图16.2　术前X线片用牙胶尖追踪显示窦道来源于#7。A：根尖X线片　B：轴向咬合X线照片

其他方案

　　#7根尖外科手术或拔除。

修复方案

　　永久冠修复。

预后

良好	不确定	不佳
X		

临床治疗过程：治疗记录

　　一诊（第1天）：根据位于#7和#8之间的颊侧窦道牙胶尖追踪的方法拍摄根尖周和轴向咬合X线片（图16.2）。

　　与患者沟通治疗方案（包括再治疗和根尖手术），建议#7进行根管再治疗，因为复合树脂充填体边缘周围存在继发龋，根充不严密，并告知患者#7可能有根折。患者同意该治疗计划并签署知情同意书。

　　二诊（3个月后）：诊断检查显示：患牙自发性疼痛（－），叩诊疼痛（＋），触诊（＋），窦道（＋）。使用含1∶100000肾上腺素的1.8mL利多卡因实施局部浸润麻醉。橡皮障隔离患牙，去除复合树脂充填物和龋坏牙本质，牙科手术显微镜下用GG钻和超声工作尖（OPMI® pico，Carl Zeiss，Oberkochen，Germany）去除根管填充材料，因根尖部分缩窄，根管预备时未达根尖，放置抗微生物药物后，用湿棉球和暂封材料（Caviton® EX，GC Corporation，Tokyo，Japan）进行封闭。

　　三诊（4个月后）：诊断检查显示：自发性疼痛（－），叩诊疼痛（－），触诊（－），窦道（＋）。使用含1∶100000肾上腺素的1.8mL利多卡因实施局部浸润麻醉。橡皮障隔离患牙，疏通根管，手用K锉（Zipperer，Munich，Germany）预备根管至#40，并用3%次氯酸钠冲洗根管（NaClO；Dental Antiformin，Nippon Shika Yakuhin，Yamaguchi，Japan）。使用根尖电测仪（Root ZX®II，J.Morita，Kyoto，Japan）测定根管工作长度（WL）。

　　四诊（6个月后）：诊断检查显示：自发性疼痛（－），叩诊疼痛（－），触诊（－），窦道（＋）。使用含1∶100000肾上腺素的1.8mL利多

卡因实施局部浸润麻醉，橡皮障隔离患牙，用14%
乙二胺四乙酸（EDTA，Showa Yakuhin Kako，
Tokyo，Japan）和3%NaClO交替冲洗根管，使
用Canals®-N（Showa Yakuhin Kako，Tokyo，
Japan）牙胶尖冷牙胶侧方加压充填根管。拍摄根
尖X线片（图16.3）。

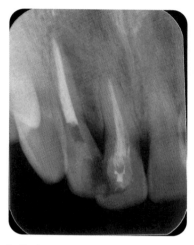

图16.3 术后X线片

工作长度、根尖宽度和根充方法

根管	工作长度	根尖宽度及锥度	根充材料和方法
单根管	23.5mm	#40/0.06	牙胶，不含丁香酚的氧化锌糊剂；冷牙胶侧方加压充填法

术后评估

五诊（术后3个月随访）：根尖X线片（图16.4）显示在根尖周围正在进行骨质愈合。用树脂核（Clearfil™ DC Core Automix，Kuraray Noritake Dental，Nigata，Japan）修复#7。患牙功能正常，没有肿胀或窦道的迹象。患者无不适症状。X线片示根尖周组织愈合中。

六诊（术后6个月随访）：X线片显示先前透射区域愈合明显（图16.5）。患牙功能正常，没有肿胀或窦道的迹象，患者无症状，患牙已行全冠修复。

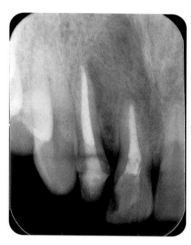

图16.4 3个月后随访X线片

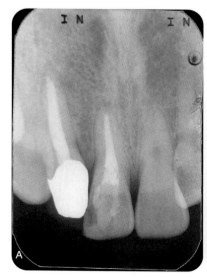
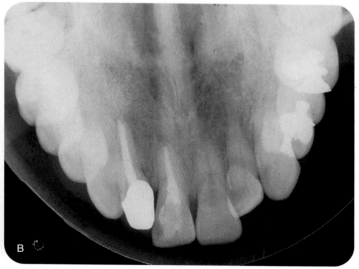

图16.5 6个月后随访X线片。A：根尖X线片 B：轴向咬合X线片

自学问题

A. 如何处理阻塞或有台阶形成的根管？

B. 为什么初次治疗有时会失败？

C. 如何追踪牙源性窦道的来源？

D. 涉及多次就诊的病例需注意的重点是什么？

E. 对于哪些病例建议多次就诊？

自学问题解析

A. 阻塞根管中常有残留的牙髓组织。通常情况下，残存的牙髓组织是感染的，它可以导致持久性病变，如果可能的话必须彻底去除残存的牙髓组织（Jafarzadeh & Abbott 2007）。台阶的形成是在根管疏通过程中，根管弯曲处外侧根管壁的不规则成形所致。台阶的形成使探查原始的根管走行变得困难。因此，根管治疗过程中应当尽量避免根管阻塞和台阶的形成。如果临床医生在根管预备过程中足够小心，那么根管阻塞和台阶的发生率将大幅度减少（Roda & Gettleman 2011）。阻塞和台阶可以在根部填充时X线片上出现根管充填长度未到达理想工作长度时被发现。无论如何，根管再治疗时不应当再次出现根管欠填（Farzaneh，Abitbol & Friedman 2004）。当遇到根管阻塞或台阶时，应当扩大根管冠方部分，以利于疏通根管。反复进行冲洗以去除可能阻挡进入根管的碎屑。当遇到根管阻塞或台阶时，应该用预弯的#10K锉进行轻探，以确定是否有任何"夹针感"的位置，这可能是堵塞根管的入口。反复冲洗并使用根管润滑剂如RC-Prep®，有利于小号锉进入根尖部（Roda & Gettleman 2011）。K锉可用于穿透和扩大根管。在疏通时可能会有一些阻碍，临床医生应该继续寻找疏通，最终到达根尖部为止。一旦达到根尖工作长度后，应通过根管测长仪确认根尖是否通畅，如果一个"夹针感"的位置都探查不到，临床医生必须考虑可能存在台阶。这种探查技术对于发现有台阶的根管很有用，探查到原始根管走行后，常规进行预备成形。

B. 以下是初次治疗失败原因的示例：

持续存在或重新引入的根管内微生物：当根管和牙本质小管被微生物污染并接触根尖周组织时，将发展为根尖周炎。患牙因清理、成形不彻底，封闭不完善以及最终修复不合格都将导致根管治疗后疾病（Roda & Gettleman 2011）。如果首次牙髓治疗出现根管充填不严密、封闭材料不密实、仍存在细菌微生物（Siqueira & Rôças 2008），或者新的细菌微生物再次进入清洁过或封闭的根管内，这些因素都将导致根管治疗后疾病。

根尖外感染：在根管预备过程中，若感染的碎屑推出根尖孔外，或使用感染的牙髓器械超出根尖孔（Simon，Glick & Frank 1972），根管内的细菌可以通过根尖部与牙周袋相通的区域使感染扩散至根尖外周围组织。

异物反应：在没有检测到微生物的情况下发生持续的牙髓病，归因于在牙根周围存在异物。有几种材料与炎症反应相关（Roda & Gettleman 2011）。通常，填充材料超出根尖孔将导致愈合率较低。

真性囊肿：据报道根尖周囊肿的发病率占所有根尖周病损的15%～42%（Roda & Gettleman 2011）。很难通过X线片确定根尖周透射区是否为囊肿（Bhaskar & Rappaport 1971）。

C. 窦道可用于检测感染的来源，窦道的开口位置可能正对着感染来源牙齿的位置，也有可能距感染牙位有一定距离（Roda & Gettleman 2011），追踪窦道的来源是诊断患牙位置较客观的方法，追踪窦道用#25～#35牙胶尖旋转插入窦道的开口。牙胶尖应插入窦道直至受到阻力，尽管这个对患者来说可能会有点不舒服。在拍摄根尖X线片后，牙胶尖可示踪病变的位置。

D. 根管内放入氢氧化物封药和3.5mm厚的暂时填充物以减少细菌的微渗漏。

E. 以下是需要多次就诊的病例：

• 有疼痛、肿胀或窦道等临床症状。

• 预后很难预测，必须评估治疗效果。

• 根尖有出血、脓液排出或渗出物。

• 机械预备成形尚未完成。

参考文献

[1] Bhaskar, S. N. & Rappaport, H. M. (1971) Histologic evaluation of endodontic procedures in dogs. *Oral Surgery, Oral Medicine, Oral Pathology* **31**, 526–535.

[2] Farzaneh, M., Abitbol, S. & Friedman, S. (2004) Treatment outcome in endodontics: The Toronto Study. Phases I and II: Orthograde retreatment. *Journal of Endodontics* **30,** 627–633.

[2] Jafarzadeh, H. & Abbott, P. V. (2007) Ledge formation: Review of a great challenge in endodontics. *Journal of Endodontics* **33**, 1155–1162.

[4] Roda, R. S. & Gettleman, B. H. (2011) Nonsurgical retreatment. In: *Cohen's Pathways of the Pulp* (eds K. M. Hargreaves & S. Cohen), 10th edn, pp. 890–952. St. Louis, MO: Mosby.

[5] Simon, J. H., Glick, D. H. & Frank, A. L. (1972) The relationship of endodontic-periodontic lesions. *Journal of Periodontology* **43**, 202–208.

[6] Siqueira, J. F. Jr. & Rôças, I. N. (2008) Clinical implications and microbiology of bacterial persistence after treatment procedures. *Journal of Endodontics* **34**, 1291–1301.

第17章

非手术根管再治疗病例Ⅱ：上颌前磨牙

Yoshio Yahata

学习目标

■ 熟悉根管再治疗与初次根管治疗之间的区别

■ 了解根管再治疗的难度

■ 了解根管再治疗的临床成功率

■ 掌握根管再治疗的方法和技巧

磨牙			前磨牙		尖牙	切牙				尖牙	前磨牙		磨牙		
						上颌牙弓									

	磨牙			前磨牙		尖牙	切牙				尖牙	前磨牙		磨牙		
通用牙位编号系统	1	2	3	4	5	6	7	8	9	10	11	12	13	14	15	16
国际牙科联盟编号系统	18	17	16	15	14	13	12	11	21	22	23	24	25	26	27	28
部位记录法	8	7	6	5	4	3	2	1	1	2	3	4	5	6	7	8

	磨牙			前磨牙		尖牙	切牙				尖牙	前磨牙		磨牙		
部位记录法	8	7	6	5	4	3	2	1	1	2	3	4	5	6	7	8
国际牙科联盟编号系统	48	47	46	45	44	43	42	41	31	32	33	34	35	36	37	38
通用牙位编号系统	32	31	30	29	28	27	26	25	24	23	22	21	20	19	18	17

下颌牙弓

右侧	左侧

129

主诉

"我右上磨牙及前磨牙区长期感觉钝痛。"

系统病史

患者，男，34岁。无与本次就诊相关的病史且就诊前未服用任何药物。生命体征：血压132/87mmHg；脉搏规则，78次/分。系统病史全面检查未发现任何重大疾病及治疗的禁忌证。

该患者根据美国麻醉医师学会（ASA）体格状态分类法分为Ⅰ级。

口腔病史

患者于3年前开始出现右上颌后牙区钝痛。在牙科诊所就诊后，#3和#4进行了根管治疗术、#5被拔除。治疗后，患者不适症状减轻但仍有轻微疼痛。转诊牙医对患牙进行了临时修复并观察记录了患牙修复后2年时间的症状变化。然而2个月前，患者右上颌后牙区又出现钝痛。尽管牙医对#3进行了根管治疗，但患者的疼痛问题并未得到解决，因此患者被转诊至大学附属医院就诊。

临床评估（诊断过程）

临床检查

口外检查

口外检查未发现明显异常、无淋巴结肿大或口外肿胀。开闭口过程中颞下颌关节无不适、无弹响或偏移。

口内检查

口内检查发现#3和#4牙龈组织轻微泛红，𬌗面可见临时修复体（图17.1）。

诊断性测试

牙位	#2	#3	#4	#6
叩诊	–	+	+	–
触诊	–	+	+	–
冷诊	+	–	–	+
牙周探诊深度	<3mm	<3mm	<3mm	<3mm

+：有叩痛或触痛但冷测试正常；–：叩诊、触诊或冷诊无反应。

影像学检查

根尖片（图17.2）显示#2无龋坏或修复体，但#3已行根管治疗且根管内可见根管封药影像。#4根尖可见一1mm根尖透射影，根充欠填（根充物距离根尖孔3～4mm）。根管影像粗大提示之前的根管治疗对牙本质进行了过度预备，牙冠剩余牙体组织偏少。另外，#5缺失。

术前诊断

牙髓

#4已行根管治疗。

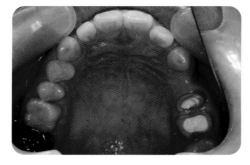

图17.1 口内照片。注意：#3和#4已行根管治疗。每个牙洞口可见Cavit™暂封材料封闭

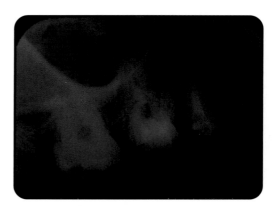

图17.2 初次就诊根尖片

根尖周组织

#4有症状的根尖周炎。

治疗计划

推荐方案

应急方案：无。

常规方案：#4行非手术根管再治疗。

其他方案

拔除或不治疗。

修复方案

桩核冠修复。

预后

良好	不确定	不佳
	X	

临床治疗过程：治疗记录

一诊（第1天）：患者签署知情同意书后，与患者讨论了患牙根管治疗方案及备选治疗方案。对于#4的治疗，首先以含1∶80000肾上腺素的1.8mL 2%利多卡因进行局部浸润麻醉（Dentsply Sirona，Tokyo，Japan）。然后，去除临时修复体，橡皮障隔湿患牙，去除桩核。确定根管口位置之后，使用GG钻、手用和机用镍钛旋转锉（EndoWave，J. Morita，Osaka，Japan）配合使用桉叶油（Eucaly soft plus®，Toyokagaku Kenkyusho，Tokyo，Japan）去除根管内原牙胶尖。手术显微镜（Zeiss OPMI® pico，Carl Zeiss Meditec AG，Oberkochen，Germany）确认原牙胶充填材料是否完全去除。使用电子根测仪（Root ZX®Ⅱ，J. Morita，Kyoto，Japan）测定根管工作长度为

13mm。使用0.02锥度不锈钢K锉对根管进行清理成形，清理成形过程中使用#27注射器抽取5%次氯酸钠（NaClO）冲洗根管。根管用无菌纸尖干燥，氢氧化钙，Ca(OH)$_2$（Calcipex® II，Nishika，Yamaguchi，Japan）封药。Cavit™（3M，Two Harbors，MN，USA）临时充填材料封闭开髓孔，暂粘临时修复体，然后确定咬合关系。

二诊（第25天）：患者自述患牙情况好转但不适症状仍存在。牙龈组织泛红已恢复正常。但#3和#4仍有叩痛及触痛。以含1∶80000肾上腺素的1.8mL 2%利多卡因进行局部浸润麻醉后去除临时修复体，上橡皮障隔湿，去除暂封，使用5% NaClO冲洗髓腔；已无脓液或其他渗出物。根管被过度扩大，主尖锉定为#90。使用5% NaClO冲洗根管、无菌纸尖干燥根管，以Ca(OH)$_2$行根管封药，髓腔入口用Cavit™临时充填材料封闭，然后暂粘临时修复体。

三诊（第39天）：患者自述#3和#4已无根尖压痛或叩诊敏感症状。以含1∶80000肾上腺素的1.8mL 2%利多卡因进行局部浸润麻醉后去除临时修复体，上橡皮障隔湿，去除暂封，使用5% NaClO和15% EDTA（Morhonine®，Showa，Yakuhin Kako，Tokyo，Japan）交替冲洗根管。再次确定

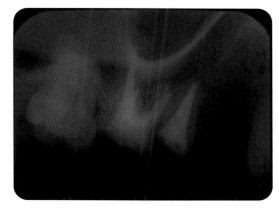

图17.3　#3和#4根尖片

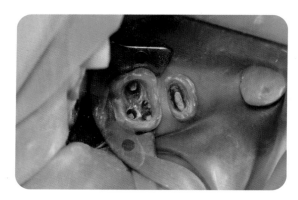

图17.4 根管充填后口内即刻照

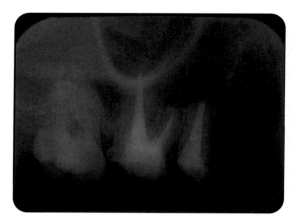

图17.5 根管治疗后6个月根尖片

根管工作长度和宽度。根管干燥，使用冷牙胶侧方加压法（图17.3和图17.4）充填根管。Cavit™临时充填材料封闭髓腔入口，暂粘临时修复体。建议患者至全科医生处行患牙永久性修复。

工作长度、根尖宽度和根充方法

根管	工作长度	根尖宽度	根充材料和方法
单根	13.0mm	#90	AH Plus®根管封闭糊剂，冷牙胶侧方加压充填法

术后评估

四诊（术后3个月随访）：患者无症状，软组织正常。牙周探诊深度3mm以内，患牙触诊及叩诊无不适。

五诊（术后6个月随访）：患者无症状，软组织正常。根尖片示骨质正在愈合（图17.5）。牙周探诊深度3mm以内，患牙触诊及叩诊无不适。

六诊（术后12个月随访）：患者仍无症状，软组织正常。根尖片示骨质已愈合（图17.6）。牙周探诊深度3mm以内，患牙触诊及叩诊无不适。

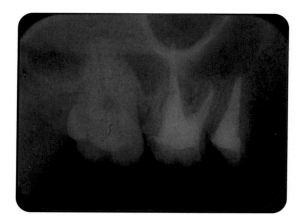

图17.6 根管治疗后12个月根尖片

补充资料

由于本章的学习目标，本文未提供有关#3治疗的详细信息。#3接受了非手术根管再治疗，其诊断如下。

牙髓

#3已行根管治疗。

根尖

#3有症状的根尖周炎。

#3行根管再治疗后无症状。

自学问题

A. 上下颌前磨牙根管数目有多少？列举所有关于上下颌前磨牙的主要根管变异。

B. 根管再治疗术和初次治疗间有何区别？医生在进行根管再治疗术之前应该注意什么？

C. 是否可能完全去除根管内原充填材料？

D. 前磨牙根管再治疗术的成功率是多少？根管再治疗术和初次根管治疗间成功率有什么差别？

E. 根管再治疗之前，医生应该如何对患牙进行鉴别诊断？

自学问题解析

A. 了解患牙解剖结构（包括根管数目）对根管治疗术有非常重要的作用，尤其在定位根管口时更为重要。表17.1展示了上下颌前磨牙Vertucci's的根管分类和数目（Vertucci 1984）。了解牙齿的根管变异也是必要的。例如，下颌前磨牙偶尔出现畸形中央尖，它可能引起牙髓感染或根尖周炎（Cleghorn，Christie & Dong 2007）。也有极少数下颌第一前磨牙呈现C形根管形态。

B. 根管再治疗和初次根管治疗之间最根本的区别是再治疗牙齿内含原有的充填材料。去除原有充填材料是再治疗过程中首要步骤。去除充填材料的办法有很多，如手用器械、镍钛旋转锉、超声工作尖等配合使用或不用溶剂。另外，医源性并发症如台阶形成、穿孔、器械分离等可能发生在之前的治疗中，以上均可使根管清理或成形不足，最终导致再治疗难以成功。

C. 虽然根管再治疗的目的之一是完全去除根管内原有充填材料，但去除根管内所有充填材料（包括根管封闭剂）依然是一个挑战（Duncan & Chong 2008）。

D. 需要指出的是根管再治疗的成功率要低于初次根管治疗。前磨牙根管再治疗的成功率（表17.2）据报道在65%～71.8%之间（Ng，Mann & Gulabivala 2008），而初次根管治疗的成功率则在80.7%～86.2%之间（Ng et al. 2007）。另外在初次治疗中发生医源性并发症（如台阶形成）的再治疗病例成功率显著低于无医源性事故的病例（Gorni & Gagliani 2004）。

E. 前磨牙，尤其是上颌前磨牙容易发生牙根纵折。在进行根管再治疗之前应做必要的鉴别诊断。牙根纵折常规的临床表现为存在局部深牙周袋和形成冠方近龈缘处窦道（Tamse 2006；

表17.1 上下颌前磨牙根管数目和分型（%）（Vertucci 1984）

牙齿	1型（%）	2-1型（%）	1-2-1型（%）	单根尖孔总数（%）	IV2型（%）	V1-2型（%）	VI2-1-2型（%）	VII1-2-1-2型（%）	双根尖孔总数（%）	VIII3型（%）	三根尖孔总数（%）
上颌第一前磨牙	8	18	0	26	62	7	0	0	69	5	5
上颌第二前磨牙	48	22	5	75	11	6	5	2	24	1	1
下颌第一前磨牙	70	0	4	74	1.5	24	0	0	25.5	0.5	0.5
下颌第二前磨牙	97.5	0	0	97.5	0	2.5	0	0	2.5	0	0

表17.2 初次根管治疗和根管再治疗的临床预后

牙齿	成功率（%）	
	再治疗	初次根管治疗
上颌前磨牙	65.0	80.7
下颌前磨牙	71.8	86.2

Tsesis et al. 2010）。牙根纵折最常见的影像学表现为"光晕样"病变，为根尖周和牙周病变射线低密度影围绕着牙根形成（Tamse 2006；Tsesis et al. 2010）。如果在诊断时发现任何上述特征，医生应该怀疑牙根纵折的可能性。

参考文献

[1] Cleghorn, B. M., Christie, W. H. & Dong, C. C. (2007) The root and root canal morphology of the human mandibular first premolar: A literature review. *Journal of Endodontics* **33**, 509–516.

[2] Duncan, H. F. & Chong, B. S. (2008) Removal of root filling materials. *Endodontic Topics* **19**, 33–57.

[3] Gorni, F. G. & Gagliani, M. M. (2004) The outcome of endodontic re-treatment: A 2-yr follow-up. *Journal of Endodontics* **30**, 1–4.

[4] Ng, Y. L., Mann, V., Rahbaran, S. et al. (2007) Outcome of primary root canal treatment: Systematic review of the literature – Part 1. Effects of study characteristics on probability of success. *International Endodontic Journal* **40**, 921–939.

[5] Ng, Y. L., Mann, V. & Gulabivala, K. (2008) Outcome of secondary root canal treatment: A systematic review of the literature. *International Endodontic Journal* **41**, 1026–1046.

[6] Tamse, A. (2006) Vertical root fractures in endodontically treated teeth: Diagnostic signs and clinical management. *Endodontic Topics* **13**, 84–94.

[7] Tsesis, I., Rosen, E., Tamse, A. et al. (2010) Diagnosis of vertical root fractures in endodontically treated teeth based on clinical and radiographic indices: A systematic review. *Journal of Endodontics* **36**, 1455–1458.

[8] Vertucci, F. J. (1984) Root canal anatomy of the human permanent teeth. *Oral Surgery, Oral Medicine, Oral Pathology* **58**, 589–599.

第18章

非手术根管再治疗病例Ⅲ：下颌磨牙

Bruce Y. Cha

学习目标

■ 掌握如何从临床评估和X线片中制订正确的牙髓病学诊断和最佳治疗方案

■ 基于对牙齿解剖学和病理生物学的综合分析，描述和判断各种再治疗后根尖周病的治疗方案的基本原理

■ 了解如何根据道德沟通和循证教育获得患者的知情同意

■ 了解使用先进的诊断成像模式和治疗设备在下颌第二磨牙进行非手术再治疗程序的复杂性

■ 通过确定随访时的患牙愈合状态，了解保护患者健康的重要性

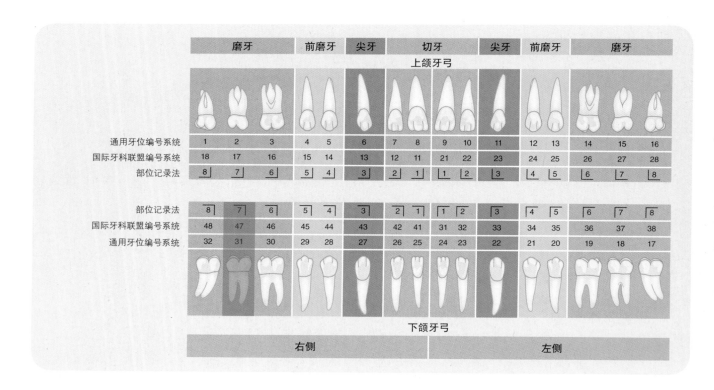

主诉

"右侧下颌最后一颗磨牙的牙龈肿了，有触痛，我的脸也肿了。"

系统病史

患者，女，72岁，白种人。她每天服用甲状腺素（0.025mg）治疗甲状腺功能减退症，每天服用美洛昔康（7.5mg）治疗关节炎，每天一次服用依他普仑（10mg）治疗抑郁症。她还每天使用雌激素贴剂，Restasis®滴眼液治疗干眼症。近10年一直注射阿扎丙宗治疗绝经后骨质疏松症。

患者对青霉素、克林霉素和甲硝唑有不良的胃肠道反应，无吸烟史，是一名退休教师。

该患者根据美国麻醉医师学会（ASA）体格状态分类法分为Ⅱ级。

口腔病史

上周末患者开始出现#31的严重疼痛和相邻牙龈组织的肿胀。同时患者还注意到自己脸肿了。她的全科牙医建议她服用头孢氨苄抗生素500mg，每天3次，服药后疼痛和肿胀稍缓解。#31大约10年前进行根管治疗时，患者即被告知患牙在远中边缘嵴处有隐裂纹。患者不记得#30进行根管治疗时的任何相关具体信息。她表示对一般的牙科治疗感到焦虑，担心如果要拔牙，可能会因当前正在服用的药物导致下颌骨坏死。

临床评估（诊断过程）

临床检查

口外检查

患者似乎处于炎症急性期，右侧面部肿胀，临床检查发现右下颌区淋巴结肿大。体温为36.9℃，患者牙关紧闭可能与面部肿胀相关。然而颞下颌关节活动度正常，无弹响。

口内检查

#31颊侧牙龈肿胀并有触痛、叩诊疼痛明显、松动度为Ⅱ度、牙冠边缘完整，由于牙龈疼痛和肿胀，未行牙周探查。

诊断性测试

牙位	#31	#30
叩诊	++	-
扣诊	++	-
冷诊	N/A	N/A
松动度	是	否
EPT	N/A	N/A
肿胀度	++	+

EPT：牙髓电活力测试；++：叩诊、扣诊、肿胀明显；+：存在肿胀；-：叩诊/扣诊无反应；N/A：不适用

影像学检查

根尖周X线片（图18.1）中，似乎存在根尖周射线透射影，#31的近中根根尖处存在骨板缺失，近中根处的根尖周射线透射影延伸到远中根的近中区域。患牙已行全冠修复，此外近中还可见银汞合金修复体。远中根中的螺纹钉与根尖根充物之间存在2mm的间隙。根部的根管填充材料距影像学根尖孔1mm。#31的根尖周组织或远中根的周围以及#30牙根周围均可见骨密度增高。#30远中根根充欠填3mm。#31和#30之间的邻间骨处存在轻微的牙

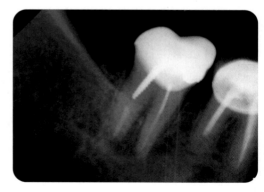

图18.1　术前2DX线片显示#31的近中根尖周组织透射影

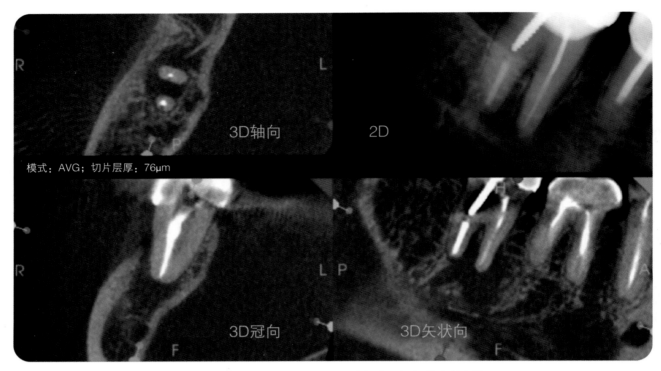

图18.2　术前2DX线片和3D CBCT图像的比较，提示3D CBCT成像中根尖周组织的清晰度增强

槽骨丧失。#31的远中存在牙周韧带增宽和轻度垂直骨质丧失。#31和#30的根分叉完好。

用柯达9000 3D系统拍摄的CBCT图像（图18.2），体素尺寸为76μm（Carestream，Rochester，NY，USA）50mm×37mm，用CBCT提供的软件评估扫描的所有轴向、矢状向和冠向切片。在24英寸显示器（分辨率1920 x 1200，60Hz）的临床环境中观察扫描，来检查每个根的轴向、矢状向和冠向图像。在轴向视图中，可见近中根尖周围具有不规则边界和直径为9mm的明确射线透射影。近中根根管充填材料冠方部分位于颊侧方向稍微偏离中心。在矢状向视图中，射线透射影的远端边界延伸到#31的远中根部并侵入下牙槽神经管下缘。冠向视图证实了病变与下牙槽神经接近，下牙槽神经距近中根根尖仅8mm。正如轴向视图中那样，近中根根管充填材料冠方部分位于颊侧方向稍微偏离中心。冠方部分提示根管充填材料舌侧可见先前未经治疗近舌根管影像。在牙根尖部、颊侧

和舌侧根管内的牙胶融合，这表明近颊和近舌根管的合并形成一个根尖孔。#30的根尖周组织具有正常骨小梁。

术前诊断

牙髓

#31根管治疗术后（近舌根未治疗）。

根尖周组织

#31急性根尖周脓肿。

治疗计划

推荐方案

应急方案：引流。

常规方案：#31非手术（选择性）根管再治疗。

其他方案

拔除后种植修复或根尖外科手术。

修复方案

银汞合金充填髓腔，如果冠部下方有继发龋影响边缘密封，则需更换牙冠。

预后

良好	不确定	不佳
X		

临床治疗过程：治疗记录

一诊（第1天）：麻醉：注射54mg 3%甲哌卡因行下牙槽神经阻滞麻醉，注射含有1：100000肾上腺素（0.018mg）的2%利多卡因36mg行颊长神经阻滞麻醉。使用Ivory®12A成形夹（Heraeus Kulzer，Hanau，Germany）隔离患牙。牙科手术显微镜下（DOM；Zeiss OPMI®，Oberkochen，Germany）使用口镜获取间接可视化。在金属全冠的咬合面制备髓腔入路。先使用#2球钻安装在高速手机上开髓，再使用大号裂钻（SS White®，Lakewood，NJ，USA）扩大洞形，近中壁通路在咬合面上略微扩展，以清楚呈现根管并利于根管器械达到根管，开髓孔的轮廓为三角形，其中圆形顶点位于中央窝附近，三角形边缘面向冠部的近中边缘嵴，外科用长柄#4球钻用于去除髓腔内充填材料，髓腔远中部分的桩核修复体未见因微渗漏导致的感染。在无水冷却的情况下仔细去除近中部分的银汞合金修复体，用气枪吹去磨除的碎屑并使用吸引器吸干净以获得最佳视野。在银汞合金修复体的边缘看到轻微的微渗漏。通过反复调整椅位和头枕的位置以保持最大程度的可视化。患者颊侧肿胀和牙关紧闭影响了根管入路的视野，特别是寻找患牙近中舌侧根管需要去除远颊根管覆盖的软组织。由于去除过程接近较深处的髓室底部，使用外科用长柄#2球钻以最少量磨除支持性牙本质。显微镜由

氙光源提供照明并放大，使临床医生能够辨别修复材料和牙本质之间的细微差别。继续用外科用长柄#2球钻在髓室底进行仔细磨除，以寻找近中根管。在该过程中，牙本质层部分磨除之后即刻用气枪吹净检查，重复执行该过程，以避免髓室底意外穿孔并尽量保留牙本质。一旦发现近中颊侧根管口的牙胶，就继续向舌侧区域探查以定位近中舌侧根管口。使用根管探针探查髓室底以寻找近中舌侧根管口，在牙胶填充的近中颊侧根管口偏舌侧探查到近中舌侧根管口（图18.3）。检查发现近中舌侧根管中有深色感染物，提示根管内有多种微生物感染和微渗漏的存在，并且发现根管内存在典型厌氧菌臭味。使用显微镜寻找近中舌侧根管口时，3D CBCT图像经常被用来进行视觉参考（图18.4）。

首先用#15K锉疏通感染的近中舌侧根管的冠部，通过探查的手触感发现近中颊侧根管口的牙胶和近中舌侧根管在根中水平是连续的，无峡部。使用#20和#25H锉，清除近中舌侧根管冠方的感染。然后，在近中颊侧和近中舌侧根管口使用#2和

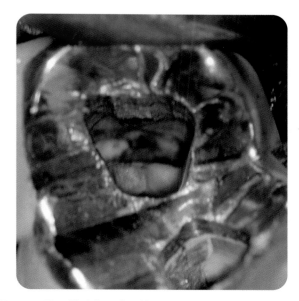

图18.3　用牙科手术显微镜拍摄的口内照片。可见以前未处理感染的近舌根管，近颊根管中的牙胶与近舌根管相邻，远中部分纤维桩树脂核修复没有微渗漏，在近中的银汞合金修复部分显示有轻微继发龋

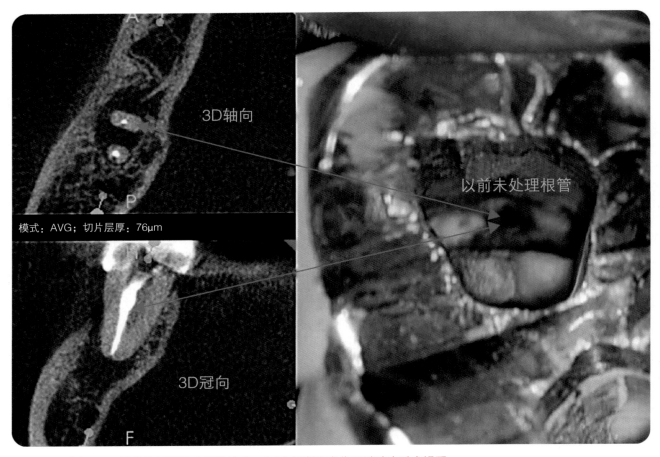

图18.4　3D联合CBCT影像和牙科手术显微镜（×5.1）判断和定位牙髓腔内手术视野

#3GG钻建立冠部直线通路。使用少量氯仿去除近中颊侧根管中的牙胶。采用冠向下预备法以减少对感染的根尖周组织的刺激。继续使用H锉以去除近中颊侧根管中的牙胶（图18.5）。接近根尖部分，使用#25K锉拍摄X线片测定工作长度（图18.6）。确定根管工作长度为18mm。使用#10K锉检查根尖口是否通畅，无根管侧支。

　　在生物机械预备过程中，依次使用K锉和H锉去除之前的牙胶和封闭根管的残留物，使用旋转器械进行根管成形，反复使用2.5%次氯酸钠（NaClO）和17%乙二胺四乙酸（EDTA）冲洗液冲洗根管，超声工作尖（SybronEndo）清洁牙本质壁，用#30/0.04锥度纸尖干燥根管，随后使用显微镜探查根管是否已清理成形，使用纸尖确定了两根管合并为一个根尖孔，使用#23针头将氢氧化钙注射于

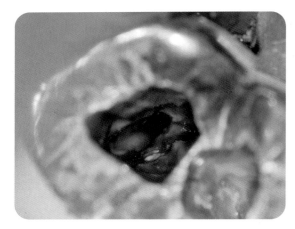

图18.5　近中舌侧和近中颊侧根管清理成形后用牙科手术显微镜拍摄的临床照片，近中颊侧根管中的牙胶已被清除

根管中，使用#30锉将氢氧化钙涂布于整个工作长度。聚四氟乙烯（PTFE）胶带置于氢氧化钙和暂封材料之间。去除橡皮障，检查𬌗面和侧面咬合情况。

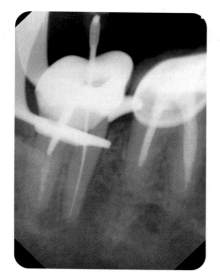

图18.6 X线片测量根管工作长度

与患者沟通是否进行切开引流术，告知患者不能单纯靠疏通根管而达到引流的目的。患者拒绝在这次诊疗时行切开引流术，预期在未来2~3天等待、观察肿胀和淋巴结反应。我们告知患者术后护理信息，嘱患者服用头孢氨苄抗生素和布洛芬（600mg）以缓解术后不适。

二诊（第16天）：患者自诉#31症状缓解，肿胀缓解，患者主诉在先前肿胀区域颊侧肌肉中度紧张。患牙牙周袋探诊深度不超过3mm，局部注射54mg 3%甲哌卡因进行下牙槽神经阻滞麻醉，注射含有1：100000肾上腺素（0.009mg）的2%利多卡因18mg进行颊长神经阻滞麻醉。#31用12A乳白色橡皮障夹（Heraeus Kulzer，Wehrheim，Germany）隔湿。去除暂封物并建立根管入口，在髓腔内放置聚四氟乙烯。2.5%次氯酸钠冲洗去除氢氧化钙。近中根管使用K锉和旋转锉进行清理成形到达根管工作长度。然后，使用#30/0.04纸尖干燥根管。#30主牙胶尖到达工作长度，通过拍摄术中X线片确认主牙胶尖到达根尖孔。根管首先充填AH 26®根管封闭糊剂（Dentsply Sirona，Konstanz，

Germany）。然后放置主牙胶尖，使用D-11侧方加压根管，插入0.04锥度细小辅尖。System B™（Kerr，Orange，CA，USA）加热牙胶使侧方加压充填密实。通过X线片确认根管充填到位（图18.7）。髓腔清洗干燥后，髓腔内多余的根管封闭剂用70%酒精去除。与全科医生电话讨论如何充填开髓洞形后，开髓洞形进行银汞合金充填。去除橡皮障，检查咬合关系，拍摄术后X线片（图18.8）。告知患者术后医嘱。嘱患者必要时每4~6小时服用200~400mg布洛芬以缓解术后不适。预约患者术后1年随访。

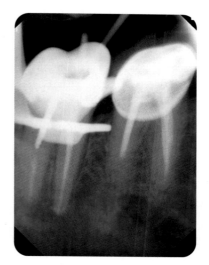

图18.7 试尖X线片

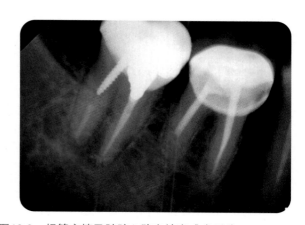

图18.8 根管充填及髓腔入路充填完成术后片

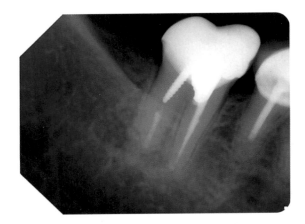

图18.9 1年后2DX线片提示根尖周病损完全消除

工作长度、根尖宽度和根充方法

根管	工作长度	根尖宽度	根充材料和方法
近颊根管	18.0mm	#30	AH 26®根管封闭糊剂，冷牙胶侧方加压充填法
近舌根管	18.0mm	#30	AH 26®根管封闭糊剂，冷牙胶侧方加压充填法

远中根管未治疗

术后评估

三诊（术后1年随访）：患者自述右侧面部有轻微不适。她指出不适部位位于颊肌和咬肌区域。面部未见明显肿胀和下颌下淋巴结肿胀。然而颊肌和咬肌区肌肉有轻度触痛。医生认为#31情况稳定。患者根尖周感染未复发，同时认为这些症状可能是由于患者存在磨牙症。1年后随诊，根尖片显示根尖周病损已完全消除（图18.9）。

四诊（术后2年随访）：患者主诉#31无相关不适症状。冠方和根管入口银汞合金充填体封闭完整。#31无叩诊和触诊敏感。右侧颊肌和咬肌轻度触痛消失。相邻牙龈组织无肿胀。牙周探诊深度<3mm，根分叉区域牙周膜阴影完全消除、根尖周骨质硬化。CBCT影像（图18.10）显示#31根尖周骨质完全愈合，远中根根尖周组织在影像学上也完全愈合。

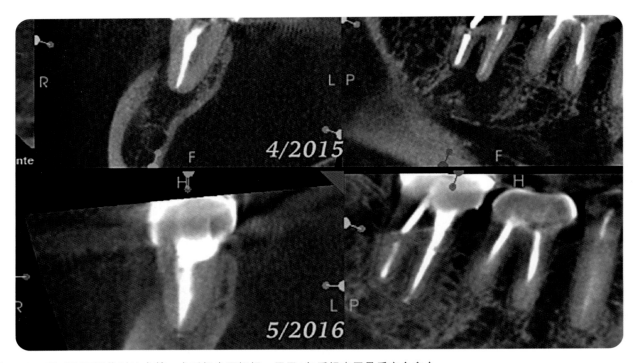

图18.10 3D CBCT图像对比术前、术后根尖周组织，显示1年后根尖周骨质完全愈合

自学问题

A. 临床医生在考虑进行下颌第二磨牙根尖周疾病根管再治疗时应考虑哪些解剖特殊性？

B. 进行非手术根管再治疗有哪些基本原理？

C. CBCT影像如何辅助下颌第二磨牙根管治疗后疾病诊断和治疗计划制订？

D. 为什么临床医生选择性地进行根管再治疗而不是所有牙根都进行再治疗？

E. 非手术根管再治疗和初次根管治疗在程序步骤上有什么区别？

自学问题解析

A. 总的来说，当初次根管治疗导致根管治疗后疾病时，有4个基本治疗方案选择（Roda & Gettleman 2016）：

1. 什么也不做。

2. 拔除。

3. 非手术根管再治疗。

4. 外科手术治疗：根尖外科手术、牙再植等。

在选择最优治疗方案之前有很多因素是临床医生应该注意的，这些基本因素包括患者的身体状况、解剖局限性、患牙的恢复能力、患牙的功能和价值。良好的预后取决于成功清除引起根管治疗后疾病的病因。临床医生应尊重患者的选择但要告知患者非手术根管再治疗的风险，包括疾病可能进展到更严重的情况。临床医生应该建议患者以保障他们全身健康的方式来对待这个问题。患者的选择权应该记录在案。拔除下颌第二磨牙可能会导致功能丧失。如果远中有萌出较好的第三磨牙且血小板可控，则可设计固定桥修复。但是，固定桥修复效果通常由于临床牙冠过短而不确定。如果患者拒绝外科手术方案，那么种植恢复患牙功能可能是最优的治疗方案。服用双膦酸盐的骨质疏松症患者，应评估拔除患牙后发生关节骨坏死的潜在可能性（Advisory Task Force 2007）。下牙槽神经管的位置可能限制种植体的合适位置。

下颌第二磨牙是患牙功能和咬合异常时发生牙齿折裂最频繁的牙齿。通过根管治疗保存折裂牙齿牙周探诊的探针深度不超过6mm是牙齿是否拔除的重要预后因素（Kang, Kim & Kim 2016）。如果患者存在咬合功能异常，应当为患者制作咬合保护措施（骀垫）以缓解咬合压

力，避免折裂。

当有合适而有效的根管入路消除根管内病原微生物时，下颌第二磨牙进行非手术根管再治疗是一种较好的治疗方案。但是，下颌骨后部工作空间不足可能使该治疗方案选择具有挑战性。在下颌第二磨牙，由于根管角度与医生操作视线有关，故获得近中根根管入路要比远中根困难。若存在急性感染、颞下颌关节紊乱和牙关紧闭等临床症状时，可能进一步减少临床医生获得下颌第二磨牙根管入路的可能性。

下颌第二磨牙由于颊侧骨板薄弱并且靠近下牙槽神经，因此通常是根尖外科手术的禁忌证（Burklein, Grund & Schafer 2015）。术前CBCT分析可能有助于测量解剖结构。考虑解剖结构因素，如根管形态是融合根形态可考虑进行意向再植术。最终，在决定进行任何一种治疗方式前，临床医生应该充分评估自己的临床技术，是否能应对治疗的难度。"无害"是每位临床医生认可的关键伦理标准。为了保护和提高患者的权益，如果临床病例超过了临床医生的专业水平，转诊至专科医生处也是一种选择方案（American Dental Association 2016）。

B. 初次根管治疗和再次根管治疗的基本原理是一致的。它们的目标都是清除根管内的病原体并且阻止根管再感染。

近80%的初次或再次根管治疗后的患牙，根尖切片上仍可以观察到菌斑生物膜（Siqueira & Rocas 2016）。医源性并发症，如根管遗漏、根管预备不良、台阶的形成、器械分离、根管阻塞或根充不良，都将导致持续感染（隐匿性病原

微生物存在于复杂根管系统中）。如果能够有较好的开髓入路并疏通根管，非手术根管再治疗在去除根管内微生物比根尖外科手术更具优势。长远来看，非手术根管再治疗的预后强于根尖外科手术（Torabinejad et al. 2009）。

对于再治疗的患牙存在根管遗漏和根尖阴影，由于根管之前从未被处理过，应该考虑行根管初次治疗而不是再治疗。根管遗漏再治疗的患牙成功率在86%左右，与由于牙髓坏死引发根尖周阴影的患牙初次进行根管治疗术的预后成功率一致（Sjogren, Hagglund & Sundqvist 1990）。

微生物也可以通过微渗漏再次进入根管系统。应该确定并清除微渗漏的来源。在非手术根管再治疗过程中，应去除残缺的不良修复体和隐匿性继发龋以防止微渗漏。

C. 当确定了诊断的病因后，治疗方案的选择也就明确了。医生治疗方案的选择与患者提供给他们的诊断信息紧密相关。CBCT图像不仅有利于观察患牙根尖周病损，还能提供牙齿形态的3D影像及毗邻的解剖结构。在进行治疗之前，CBCT提供的影像学图像有益于调整将近62%病例的治疗方案（Ee, Fayad & Johnson 2014）。

非手术根管再治疗，医生可以精确定位先前未行处理的遗漏根管。据Karabucak等（2016）报道，根管遗漏发生率在23%。上颌磨牙根管遗漏发生率更高，为40.1%。MB2是上颌磨牙最易于遗漏的根管。下颌第一磨牙易于遗漏远中第二根管，遗漏率为65%。下颌第二磨牙易于遗漏近中根管，遗漏率为78%。由于遗漏根管导致的根尖周病损发病率为82.8%。遗漏根管

患牙与未遗漏根管患牙相比，根尖周病损的发病率高出4.38倍。

CBCT图像有助于疏通根管，并且提供根管的相关信息，例如根管钙化、分离器械、根分叉、根分歧或撕裂。此外，CBCT图像还有助于定位下牙槽神经的位置或患牙与上颌窦骨板位置关系，这些信息有助于诊断根尖周病损范围，以及确定根管治疗的安全范围。

D. 通过使用CBCT和牙科手术显微镜，医生能够准确地识别根管系统，并更精确地疏通根管。例如下颌第二磨牙等多根牙，医生明确了根管再治疗的目的，确定并仅仅处理存在根尖周病变的牙根，进行根管再治疗（Nudera，2015）。明确存在根尖周病损患牙的牙根，医生可以避免对健康的牙根进行不必要的、具有潜在破坏性的再治疗。这种选择性治疗的方案可以有效地解决临床问题，同时尽量减少根管再治疗过程中的风险，如穿孔或根折。

E. 虽然初次的非手术根管治疗和根管再治疗原理相同，都是旨在有效清除根管系统中的病原微生物，但是两者之间也存在区别，区别在于之前已经进行了相关治疗。

患者经常问为什么初次根管治疗无效，而再次根管治疗就能有效果呢？在告知患者非手术根管再治疗的基本原理和治疗策略时，医生应着重强调诊断过程中的发现以及治疗的目的。临床医生应该避免对之前患牙所做的治疗做出任何评判性的评论。

在非手术根管再治疗中，医生如何应对一些不确定因素，这些不确定因素包括未被发现的穿孔、台阶、牙根吸收、钙化根管、分离器械、根

充材料的类型、牙根折裂、拆除较复杂的修复体和拆除桩核等，这些不确定的因素存在更高的治疗风险。应对这些不确定因素使得再治疗过程比初次根管治疗过程更费时、更烦琐。根管再治疗内在的风险和治疗难度，使医生需要有更高超的临床技术和专业知识以及患者的充分理解。

参考文献

[1] Advisory Task Force on Bisphosphonate-Related Osteonecrosis of the Jaws, American Association of Oral and Maxillofacial Surgeons (2007) Position paper on bisphosphonate-related osteonecrosis of the jaws. *Journal of Oral and Maxillofacial Surgery* **65**, 369–376.

[2] American Dental Association. (2016) *Principles of Ethics and Code of Professional Conduct.* Chicago: American Dental Association.

[3] Burklein, S., Grund, C. & Schafer, E. (2015) Relationship between root apices and the mandibular canal: A cone beam computed tomographic analysis in a German population. *Journal of Endodontics* **41**, 1696–1700.

[4] Ee, J., Fayad, M. I. & Johnson, B. R. (2014) Comparison of endodontic diagnosis and treatment planning decisions using cone-beam volumetric tomography versus periapical radiography. *Journal of Endodontics* **40**, 910–916.

[5] Kang, S. H., Kim, B. S. & Kim, Y. (2016) Cracked teeth: Distribution, characteristics, and survival after root canal treatment. *Journal of Endodontics* **42**, 557–562.

[6] Karabucak, B., Bunes, A., Chehoud, C. *et al.* (2016) Prevalence of apical periodontitis in endodontically treated premolars and molars with untreated canals: A cone-beam computed tomographic study. *Journal of Endodontics* **42**, 538–541.

[7] Nudera, W. J. (2015) Selective root retreatment: A novel approach. *Journal of Endodontics* **41**, 1382–1388.

[8] Roda, R. S. & Gettleman, B. H. (2016) Nonsurgical retreatment. In: *Cohen's Pathways of the Pulp* (eds. K. M. Hargreaves & L. H. Berman), 10th edn, pp. 331. Philadelphia, PA: Elsevier Saunders.

[9] Sjogren, U., Hagglund, B. & Sundqvist, G. (1990) Factors affecting the long-term results of endodontic treatment. *Journal of Endodontics* **16**, 498–504.

[10] Siqueira, J. F. & Rocas, I. N. (2016) Microbiology of endodontic infections. In: *Cohen's Pathways of the Pulp* (eds. K. M. Hargreaves & L. H. Berman), 10th edn, pp. 599–620. Philadelphia, PA: Elsevier Saunders.

[11] Torabinejad, M., Corr, R., Handisides, R. et al. (2009) Outcomes of nonsurgical retreatment and endodontic surgery: A systematic review. *Journal of Endodontics* **35**, 930–937.

第19章

根尖手术病例Ⅰ：上颌前磨牙

Pejman Parsa

学习目标

■ 掌握显微根管外科手术的适应证和目标

■ 了解传统和现代显微根管外科手术间的差异

■ 掌握现代显微根管外科手术中使用的技术和

材料

■ 了解显微外科手术怎样提高逆行牙髓治疗的预后和成功率，以及这种治疗方法的潜在并发症

	磨牙			前磨牙		尖牙	切牙				尖牙	前磨牙		磨牙		
						上颌牙弓										
通用牙位编号系统	1	2	3	4	5	6	7	8	9	10	11	12	13	14	15	16
国际牙科联盟编号系统	18	17	16	15	14	13	12	11	21	22	23	24	25	26	27	28
部位记录法	8	7	6	5	4	3	2	1	1	2	3	4	5	6	7	8
部位记录法	8	7	6	5	4	3	2	1	1	2	3	4	5	6	7	8
国际牙科联盟编号系统	48	47	46	45	44	43	42	41	31	32	33	34	35	36	37	38
通用牙位编号系统	32	31	30	29	28	27	26	25	24	23	22	21	20	19	18	17
						下颌牙弓										
		右侧								左侧						

主诉

"我的这颗牙齿已经进行了根管再治疗，但是我用它咀嚼的时候仍有疼痛。"

系统病史

患者，男，26岁，白种人。自述无药物过敏史。生命体征：血压122/84mmHg，呼吸频率18次/分，心率72次/分。

该患者根据美国麻醉医师学会（ASA）体格状态分类法分为Ⅰ类。

口腔病史

患者的#12在5~7年前接受过根管治疗和复合材料修复。因牙齿出现症状，进行了根管再治疗。再治疗后，患者经历了数周的术后疼痛，于是决定行显微根尖外科手术。

临床评估（诊断过程）

临床检查

口外检查

临床检查显示患者颌下区及颈部淋巴结无肿大。口周和口内软组织表现正常。口外软组织颜色和质地正常。颞下颌关节张口时无弹响/破碎音或偏斜，其他方面一切正常。

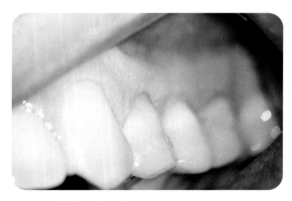

图19.1　#12术前口内照片

口内检查

口内软组织检查表现正常，但患牙根尖区扪诊和叩诊疼痛明显（图19.1）。

诊断性测试

牙位	#11	#12	#13
叩诊	−	++	−
扪诊	−	++	−
Endo Ice®	+	−	+
EPT	+	−	+

Endo Ice®：牙髓冷测试；EPT：牙髓电活力检测；++：反应剧烈；+：反应正常；−：无反应

影像学检查

#12根管充填严密，疑似牙胶/封闭剂挤压至根尖周组织。未行冠修复，但复合树脂和玻璃离子完整充填开髓洞形。#11牙体组织完整，无任何修复体。#13近中邻𬌗面有复合树脂充填物。#14已行根管治疗，欠填，但无明显根尖周病损（图19.2）。

术前诊断

牙髓

#12根管治疗术后。

根尖周组织

#12有症状的根尖周炎。

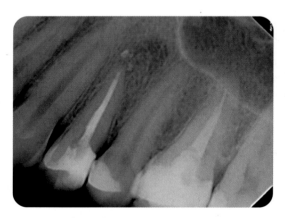

图19.2　#12术前X线片

治疗计划

推荐方案

应急方案：无须治疗。

常规方案：#12行根管逆行充填的根尖外科手术。

其他方案

拔牙后种植，固定义齿修复或不治疗。

修复方案

复合树脂或银汞合金堆核，同时高嵌体或全冠修复。

预后

良好	不确定	不佳
X		

临床治疗过程：治疗记录

一诊（第1天）：评估病史。生命体征：血压122/84mmHg，心率72次/分；呼吸频率18次/分。以颊尖顶为标记点使用根尖电子定位仪（Root ZX® II，J. Morita Kyoto，Japan）定位根尖位置，这有助于在术中建立一个精确且保守的骨开窗。治疗方案由患者来选择，包括拔牙和不治疗。患者选择根尖外科手术且知情同意。告知患者此牙存在牙根纵裂的可能性。医生评估此牙术区不存在重要的解剖结构。安排患者2个月后进行手术。

二诊（2个月后）：评估病史。生命体征：血压118/78mmHg，心率72次/分。患者使用0.12%氯己定含漱30秒。麻醉：使用含1∶50000肾上腺素的2%利多卡因（2支）行浸润麻醉，对#12腭侧及其周围组织行注射麻醉。从#11近中到#13远中行

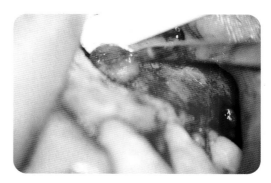

图19.3 牙科显微镜下根尖探查可见充填材料

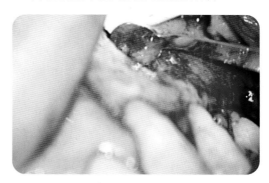

图19.4 牙科显微镜下术区探查

沟内切口，翻全厚黏骨膜瓣。根尖区未见骨缺损。根据根尖定位仪的测量，在距离牙槽嵴顶19mm的根尖区，无菌生理盐水冲洗下，使用#4球钻行骨开窗。当接近根尖区或根尖区暴露时（图19.3和图19.4），发现了超填根充物，根尖切除同时去除超填物。

在无菌生理盐水冲洗下，使用#171L裂钻，切除根尖大约3mm。刮除术区病变组织和根尖。取活检，送至口腔病理医生处检测。骨腔内置肾上腺素小棉球止血。使用超声工作尖在根管内逆行预备3mm，预备时辅以大量水冲洗以防过热或牙根产生潜在微裂纹（KiS 3 tip，Spartan/Obtura™；图19.5）。

纸尖干燥预备好的根管。将白色MTA（ProRoot® MTA；Dentsply Sirona，Johnson City，TN，USA；Endodontics，Tulsa，OK，USA）置于根管内并压实（图19.6）。无菌盐水冲洗手术区。拍摄根尖X线片确定根管逆行充填

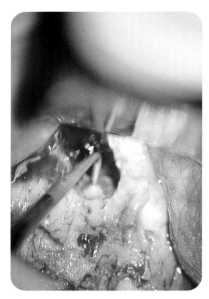

图19.5 超声工作尖（KiS 3 tip, Spartan/Obtura™）平行于牙根长轴置于根管内

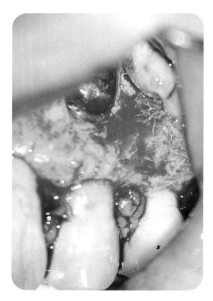

图19.6 MTA根尖封闭

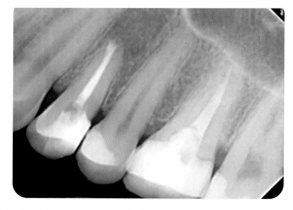

图19.7 #12 MTA逆行充填术后X线片

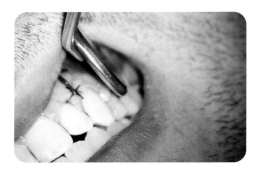

图19.8 缝合后即刻口内照

质量（图19.7）。使用5-0丝线缝合伤口5针（图19.8）。交代术后注意事项，并附以下处方：自术后第2天起，使用0.12%氯己定（3M，Two Harbors，MN，USA）每天漱口2次，持续1周。若出现术后疼痛，建议患者服用800mg布洛芬，每天4次。

术后评估

三诊（术后1天随访）： 术后电话随访，患者自述有轻微疼痛，服用布洛芬。无其他并发症。

四诊（术后1周随访）： 收到病理检测报告，诊断为肉芽组织及异物。生命体征：血压125/79mmHg，心率82次/分。缝线完整，拆线，无并发症。软组织愈合良好。患者有轻微不适。

五诊（术后14天随访）： 患者自述无症状。软组织完全愈合。无叩痛，但根尖区存在轻微压痛（图19.9）。

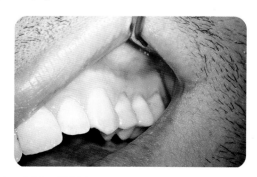

图19.9 术后14天复查

自学问题

A. 术中使用CBCT的优点是什么？

B. 传统和现代显微外科手术的区别是什么？

C. 软组织的适当处理方法是什么？

D. 根尖切除的长度应该为多少？为什么？

E. 根尖手术中可以看到哪些类型的峡部？

自学问题解析

A. CBCT可以为根尖手术提供良好的术中指导。通过了解根尖的正确位置、损伤大小、牙齿解剖特点，以及距重要解剖标志的距离，临床医生可以避免操作失误，取得一个完善且可预期的根尖封闭。一项研究对比了根尖手术前CBCT影像和根尖X线片辨别解剖标志的能力，在研究分析的64张X线片中，仅有24张能够测量下颌磨牙到下牙槽神经管的距离（Venskutonis et al. 2014）。此外，有报道称，在70%的病例中，CBCT影像可以显示被X线片遗漏的临床相关信息，X线片对骨缺损区的测量比CBCT小约10%（Christiansen et al. 2009）。还有研究显示在58个根尖周损伤中，15例（25.9%）矢状位CBCT片的病损被根尖X线片遗漏（Bornstein et al. 2011）。

B. 显微根管外科手术将显微镜提供的放大和照明作用与新型显微器械合理结合使用（Kim & Kratchman 2006），使手术的精确性和预后都得到了显著提高。显微手术的优势包括更易鉴别根尖、更小的骨开窗、更小的根切角度以保留皮质骨和牙根长度。另外，在高倍放大和照明条件下，术者可以容易地观察根切断面的解剖细节，例如峡部、根管鳍、微裂和根管侧支。结合显微镜，超声工作仪可以顺着牙根长轴的方向保守预备根管，并且可以达到精确的根管逆行充填，以满足显微根管外科对机械和生物学预备的要求（Kim & Kratchman 2006）。表19.1对传统和现代技术的区别做了详细对比。

C. 以前常用的瓣膜设计，如前牙区半月瓣，由

表19.1 对比传统和现代技术的不同

	传统	现代
骨开窗	8~10mm	3~4mm
倾斜角度	65°	0°~10°
根切面的观察	不能	常规操作
峡部的辨别与治疗	不可能	常规操作
逆行预备	很少在根管里	常规在根管里
逆行预备器械	裂钻	超声工作尖
逆行充填材料	银汞	MTA
缝线	4-0丝线	5-0、6-0单丝线
拆线	术后7天	术后2~3天
成功率（1年以上）	40%~90%	85%~96.8%

于形成瘢痕且没有合适的根尖入路，而不再推荐使用（Kim & Kratchman 2006）。现今，美学在口腔领域起着至关重要的作用，医生在确保手术可以进行的同时，又必须尽量减小瘢痕的形成或牙龈的退缩。在现代技术中，翻瓣设计与传统技术很相似：龈沟内全厚瓣，膜龈瓣，垂直向的松弛切口。曾经常用的半月形瓣和Lüebke-Ochsenbein瓣已不再推荐使用。龈沟内全厚瓣和膜龈瓣两者中，不必为了改善微循环而扩大瓣膜底部，瓣膜基底部较宽会在穿过黏膜的纤维组织时留下一个永久的瘢痕。目前的手术方法中，瓣膜的基底部和顶部的宽度一致，垂直切口遵循垂直向血管走向。这有助于达到几乎无瘢痕形成的愈合，同时也提供了充分的手术入路。常规1周后拆除4-0缝线。随着显微手术技术的发展，单丝缝线在48~72小时内拆除效果最佳。这足以形成再附着，且拆线容易而无痛。72小

时后，组织向缝线处生长，尤其是黏膜组织，因此此时拆线患者可能会感觉更不舒服（Kim & Kratchman 2006）。

D. 一些研究表明，为了减少98%的根尖分歧和93%的根管侧支，根尖段至少要切除3mm（Kim，Pecora & Rubinstein 2001）。因为在距离根尖4mm处这些百分比基本也不会发生明显改变，所以学者们推荐根尖切除3mm，这样可以保留平均7~9mm的牙根长度，为患牙提供充足的强度和稳定性。由于截根至少3mm很可

能并未去除所有的根管侧支和根尖分歧，因此患牙仍存在再感染和手术失败的风险（Kim et al. 2001）。

E. 文中描述了5种不同的峡部。Ⅰ型被定义为2个或3个无明显连通的根管。Ⅱ型表现为2个主根管间有明确的连通。Ⅲ型与Ⅱ型的区别仅在于有3个根管而非2个。三根管的不完全C形也归为此类。当根管延伸到峡部时命名为Ⅳ型。Ⅴ型被认为是贯穿整个区域的真正连接或通道（Hsu & Kim 1997）。

参考文献

[1] Bornstein, M. M., Lauber, R., Sendi, P. et al. (2011) Comparison of periapical radiography and limited cone-beam computed tomography in mandibular molars for analysis of anatomical landmarks before apical surgery. Journal of Endodontics **37**, 151–157.

[2] Christiansen, R., Kirkevang, L. L., Gotfredsen, E. et al. (2009) Periapical radiography and cone beam computed tomography for assessment of the periapical bone defect 1 week and 12 months after root-end resection. Dentomaxillofacial Radiology **38**, 531–536.

[3] Hsu, Y. Y. & Kim, S. (1997) The resected root surface. The issue of canal isthmuses. Dental Clinics of North America **41**, 529–540.

[4] Kim, S. & Kratchman, S. (2006) Modern endodontic surgery concepts and practice: A review. Journal of Endodontics **32**, 601–623.

[5] Kim, S., Pecora, G. & Rubinstein, R. (2001) Comparison of traditional and microsurgery in endodontics. In: Color Atlas of Microsurgery in Endodontics (eds. S. Kim, G. Pecora & R. Rubenstein), pp. 5–11. Philadelphia, PA: W. B. Saunders.

[6] Venskutonis, T., Plotino, G., Juodzbakys, G. et al. (2014) The importance of cone-beam computed tomography in the management of endodontic problems: A review of the literature. Journal of Endodontics **40**, 1895–1901.

第20章

根尖手术病例 II：根尖周感染扩散至邻牙

Takashi Komabayashi, Jin Jiang, Qiang Zhu

学习目标

理

- 掌握根尖手术的适应证
- 了解根尖手术的研究进展
- 熟悉根尖手术翻瓣的设计
- 了解根尖手术的成功率
- 熟悉根尖切除、根尖倒预备及根尖倒充填的原

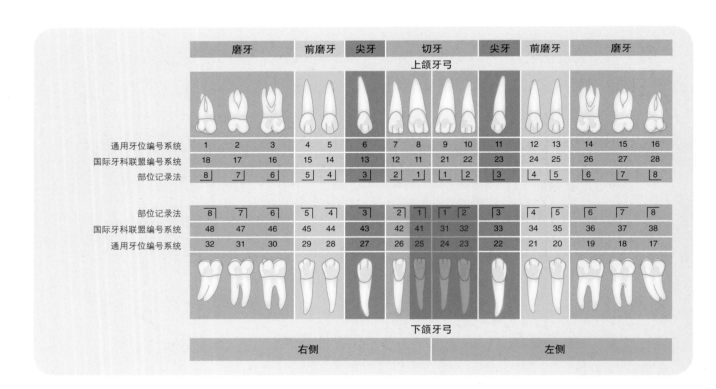

	磨牙			前磨牙		尖牙	切牙				尖牙	前磨牙		磨牙		
							上颌牙弓									
通用牙位编号系统	1	2	3	4	5	6	7	8	9	10	11	12	13	14	15	16
国际牙科联盟编号系统	18	17	16	15	14	13	12	11	21	22	23	24	25	26	27	28
部位记录法	8	7	6	5	4	3	2	1	1	2	3	4	5	6	7	8
部位记录法	8	7	6	5	4	3	2	1	1	2	3	4	5	6	7	8
国际牙科联盟编号系统	48	47	46	45	44	43	42	41	31	32	33	34	35	36	37	38
通用牙位编号系统	32	31	30	29	28	27	26	25	24	23	22	21	20	19	18	17
							下颌牙弓									
			右侧						左侧							

主诉

"摁压下巴时，感觉不适，有压痛感。"

系统病史

患者，女，25岁，白种人。健康状况如下：血压120/78mmHg，心率68次/分。无全身系统病史，近期未服药，无药物过敏史。

该患者根据美国麻醉医师学会（ASA）体格状态分类法分为Ⅰ级。

口腔病史

患者有牙科常规护理史。6个月前，第一位实习医生行#24根管治疗。在#24根尖区可见7mm×7mm边界清晰的透射影像（图20.1）。2个月后，患者出现下颌前牙剧烈的疼痛。第二位实习医生以及临床指导老师发现主要是#23有叩痛和扣诊疼痛。#23、#25对牙髓冷测试（Endo Ice®）和牙髓电活力测试（EPT）无反应。

根尖周组织透射影像范围扩大至17mm×10mm

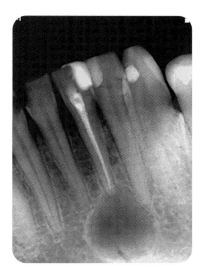

图20.1　#24根管充填后X线片（With permission from Komabayashi, T., Jiang, J., Zhu, Q. (2011) Apical infection spreading to adjacent teeth: a case report. *Oral Surgery, Oral Medicine, Oral Pathology, Oral Radiology, and Endodontology* **111**(6), e15‐20.）

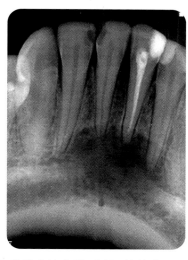

图20.2　#24根管充填术后4个月X线片（With permission from Komabayashi, T., Jiang, J., Zhu, Q. (2011) Apical infection spreading to adjacent teeth: a case report. *Oral Surgery, Oral Medicine, Oral Pathology, Oral Radiology, and Endodontology* **111**(6), e15‐20.）

（图20.2）。#23根管治疗由第二位接诊实习医生完成，随访中患者自述原症状在治疗后5天有所缓解。

在转诊至上级医生处前3天，#23、#25根管治疗由第二位接诊实习医生完成。然而根尖周组织透

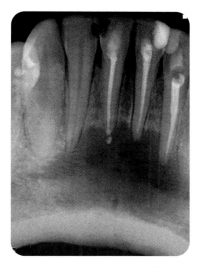

图20.3　#23、#25根管充填后X线片（With permission from Komabayashi, T., Jiang, J., Zhu, Q. (2011) Apical infection spreading to adjacent teeth: a case report. *Oral Surgery, Oral Medicine, Oral Pathology, Oral Radiology, and Endodontology* **111**(6), e15‐20.）

射影像范围不断地在扩大（图 20.3）。患者自述感觉不适和压痛，尤其是当她按压下巴的时候。患者被转诊至上级医生处进一步评估及治疗。

临床评估（诊断过程）

临床检查

口外检查

患者感到下颌颏部触诊不适。临床检查显示下颌下腺淋巴结肿大。

口内检查

口腔周围和口腔内软组织正常。#23、#24和#25对应根尖区唇侧触诊有轻微的疼痛。#24复合树脂充填修复。使用 Fuji IX GP®（GC America Inc., Alsip, IL, USA）玻璃离子充填#23、#25开髓洞形。#23、#24和#25牙周袋为2~3mm，牙齿无松动。

诊断性测试

牙位	#22	#23	#24	#25	#26	#27
叩诊	–	轻度痛	轻度痛	轻度痛	–	–
触诊	–	轻度痛	轻度痛	轻度痛	–	–
Endo Ice®	+	N/A	N/A	N/A	+	+
EPT	+	N/A	N/A	N/A	+	+

Endo Ice®：牙髓冷测试；EPT：牙髓电活力测试；+：对牙髓冷测试或牙髓电活力测试刺激反应正常；–：对叩诊或触诊无反应；N/A：不适用

影像学检查

在#23、#24、#25根尖区可见一个大的无明显边界的根尖周组织低密度影像（图20.3），#23、#24、#25根尖区骨质破坏相关的低密度影像范围直径约为20mm×12mm，#24根充物距离根尖约2mm，#25根尖区可见根充糊剂超充。

术前诊断

牙髓

#23、#24、#25根管治疗术后。

根尖周组织

#23、#24、#25有症状的根尖周炎。

治疗计划

推荐方案

应急方案：无。

常规方案：#23、#24、#25行根尖手术。

其他方案

拔除或者不处理。

修复方案

复合树脂替代Fuji IX GP®充填#23、#24、#25开髓洞形。

预后

良好	不确定	不佳
X		

临床治疗过程：治疗记录

一诊（第1天）：在会诊过程中患者被告知尽管对#23、#24和#25进行了根管治疗，但根尖周组织感染仍未得到控制，根尖周组织处边界不清的低密度影像在不断地扩大。为患者制订的治疗计划包括#24根管再治疗，#23、#24、#25根尖手术。上次根管治疗的经历使患者觉得是由于#24根管治疗而导致根尖周病变的不断扩大，所以患者不愿意行#24根管再治疗。患者非常担心根尖周病变的持续扩大，希望尽快进行手术治疗。患者知情同意

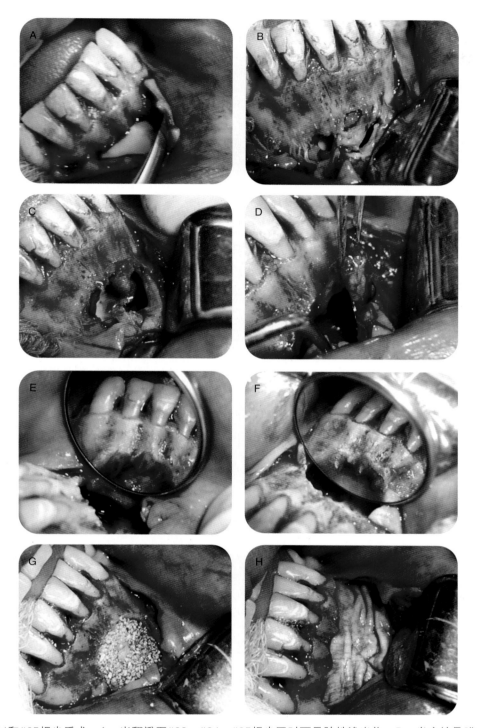

图20.4　#23、#24和#25根尖手术。A：当翻瓣至#23、#24、#25根尖区时可见脓性渗出物。B：炎症性骨膜。C：根尖周组织病变。D：摘除附着在#24根尖的组织并进行活检。E：根尖切除、预备。F：MTA根尖逆行充填。G：Bio-Oss充填根尖区缺损。H：放置Bio-Gide骨膜（With permission from Komabayashi, T., Jiang, J., Zhu, Q. (2011) Apical infection spreading to adjacent teeth: a case report. *Oral Surgery, Oral Medicine, Oral Pathology, Oral Radiology, and Endodontology* **111**(6), e15 - 20.）

后，为患者开处方：氯己定（3M，Two Harbors，MN，USA）16盎司（约500mL），指导患者手术前2天内每天含漱2次。

二诊（第7天）： 术前患者已使用氯己定2天。生命体征：血压118/76mmHg，心率72次/分。术前给予患者布洛芬600mg。麻醉：含0.018mg（1∶100000）肾上腺素的36mg利多卡因，行左下牙槽神经阻滞麻醉。#22～#27使用含0.072mg（1∶50000）肾上腺素的72mg利多卡因行颊舌侧浸润麻醉。#22远中至#27远中，使用#15刀片做龈沟内切口，翻开全厚黏骨膜瓣；#22、#27远中分别做垂直松解切口。当翻瓣至#23、#24、#25的根尖区时，有明显的脓性渗出物（图20.4A）。化脓性骨腔上覆盖着炎症性骨膜（图20.4B）。颊侧皮质骨裂开不连续（图20.4C）。用0.9%氯化钠冲洗。使用#4球钻修整骨腔边缘不连续的皮质骨。在缺损的骨腔内有一个10mm×8mm×4mm组织附着于#24牙根尖区。去除该组织并送活检（图20.4D）。无菌盐水冲洗下，使用171L钻切除#23、#24、#25根尖区3mm。使用超声P5（Satelec® P5 Ultrasonic Unit，Acteon Group，Mount Laurel，NJ，USA）的超声工作尖 ProUltra® Surgical Endo Tip Size 1（Dentsply Sirona，Ballaigues，Switzerland）预备根尖区。使用纸尖干燥根尖逆行预备区（图20.4E）。MTA（ProRoot® MTA；Dentsply Sirona，Johnson City，TN，USA）与无菌水混合，进行充填（图20.4F）。为了更好地维持骨缺损区空间，促进血管重建、血凝块稳定，使用0.75mg Bio-Oss®（Osteohealth，Shirley，NY，USA）骨粉充填骨缺损区（图20.4G）。使用Bio-Gide®（Osteohealth，Shirley，NY，USA）骨膜覆盖骨缺损区（图20.4H）。骨膜作为软组织支撑，可以抑制软组织向骨缺损内的生长。皮瓣复位，用

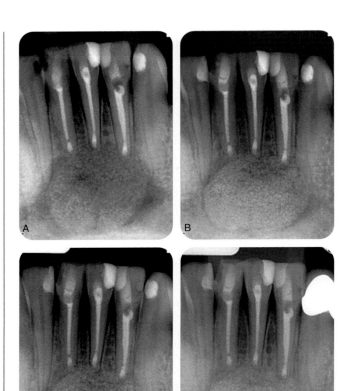

图20.5　A：根尖充填MTA后即刻X线片。B：6个月后随访。C：1年后随访。D：2年后随访（With permission from Komabayashi, T., Jiang, J., Zhu, Q. (2011) Apical infection spreading to adjacent teeth: a case report. *Oral Surgery, Oral Medicine, Oral Pathology, Oral Radiology, and Endodontology* **111**(6), e15‐20.）

湿润的纱布固定1分钟左右。使用4-0可吸收缝线缝合11针。术后拍X线片（图20.5A）。告知患者术后注意事项并给予冰袋。告知患者每天服用4次布洛芬或艾德维尔600mg以缓解术后疼痛，并在必要时服用维柯丁。处方包括：阿莫西林（21粒胶囊）500mg，每日3次，预防感染；维柯丁（15片），每6小时1片，缓解术后疼痛。

三诊（第14天）： 患者自述术后前3天口服维柯丁缓解术后疼痛。11针缝线完整。除了#22垂直切口远中有3mm愈合缓慢外，其余软组织愈合良好，拆线。嘱咐患者继续使用氯己定含漱。

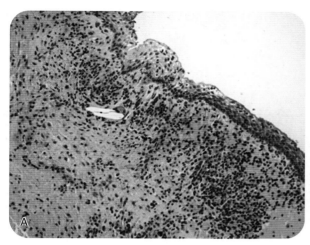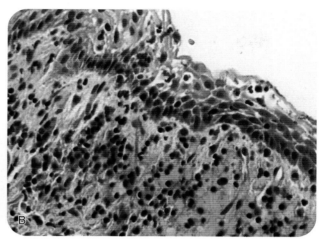

图20.6　活检组织的组织学切片显示：囊肿内衬为非角质化复层鳞状上皮。囊壁轻度至中度的炎症反应。A：放大倍数×10。B：放大倍数×40（With permission from Komabayashi, T., Jiang, J., Zhu, Q. (2011) Apical infection spreading to adjacent teeth: a case report. *Oral Surgery, Oral Medicine, Oral Pathology, Oral Radiology, and Endodontology* **111**(6), e15‐20.）

病理报告（第18天）：病理报告显示，其为一个边界清晰的囊肿，囊腔内衬由部分增生的无角化的复层鳞状上皮。囊壁稍微增厚，已经纤维化，包含轻度至中度混合性炎症反应（图20.6）。诊断为根尖周囊肿。然而，临床手术中发现的化脓性骨腔提示：根尖周脓肿，这可能是由于感染的囊肿来源于#24或者来自#23或#25的根管感染。

四诊（第20天）：患者复诊，软组织愈合良好，包括以前未愈合的垂直切口左侧区域。虽然唇侧前庭区触诊时仍有疼痛，但患者感觉良好。

术后评估

五诊（术后6个月随访）：患者自述无明显症状。使用复合树脂充填#23、#25开髓洞形。#23、#24和#25叩诊、触诊无疼痛。牙周袋探诊深度为3mm。X线片中可见Bio-Oss异种移植材料（图20.5B）。先前的根尖透射区也可见骨充填。

六诊（术后1年随访）：牙齿无症状。牙周袋探诊深度为3mm。#23、#24和#25叩诊、触诊无疼痛。X线片显示根周组织愈合良好（图20.5C）。

七诊（术后2年随访）：患者自述牙齿无症状。#23、#24和#25叩诊、触诊无疼痛。牙周袋探诊深度为3mm。X线片显示根尖组织病变愈合（图20.5D）。

自学问题

A. 根尖手术的适应证是什么？

B. 根尖手术的皮瓣设计有哪些？

C. 根尖切除、根尖预备和根尖充填的处理原则

是什么？

D. 根尖手术的最新进展有哪些？

E. 根尖手术的成功率是多少？

自学问题解析

A. 显微根尖外科手术的适应证如下（Kim, Kratchman & Guess 2010；von Arx 2011；Chong & Rhodes 2014）：

1. 常规根管再治疗无法进行或失败（根尖病变发展或不能愈合）。
2. 根管治疗和/或常规根管再治疗术后症状持续存在的病例。
3. 需要进行根尖外科手术的病例，例如：根管不通（因为钙化、偏移或根管内异物等原因）、修补穿孔、充填材料超出根尖孔、需要进行根尖区组织活检的病例。

B. 最常用的皮瓣是全厚的黏骨膜瓣。它由沿着牙齿轮廓的沟内切口以及延伸至颊前庭的一个垂直切口（三角形皮瓣）或者两个垂直切口（矩形瓣）组成。垂直切口至少延伸至治疗牙齿近远中各一颗牙。一个完整的黏骨膜瓣提供了良好的视野和手术入路。龈乳头基底瓣是为保留牙间乳头而设计的。它可以防止牙龈乳头退缩，经常使用在美学敏感区（Velvart, Ebner–Zimmerman & Ebner 2004）。

　　膜龈切口由附着龈内的水平波浪形切口和1个或者2个垂直切口组成。应保留至少2mm的附着龈。这种翻瓣可以保存牙冠周围牙龈组织。局限于黏骨膜下缘弯曲（半月）瓣是一个弯曲的切口，始于前庭沟，冠向延伸至附着龈，并弯曲回前庭。它的手术入路有限，并且易形成瘢痕；因此，半月瓣不推荐用于显微根尖外科手术（Chong & Rhodes 2014）。

C. 根尖切除（也称根尖切除术）是手术切除根端3mm的部分牙根，目的是切除未清理的根尖分歧和侧支根管。切除后的根端在显微镜下检查是否存在遗漏根管、牙本质微裂和峡部（Kim & Kratchman 2006；Kim et al. 2010）。采用超声工作尖预备根尖3mm（Kim & Kratchman 2006；Kim et al. 2010），目的是去除根管内充填材料和刺激物，并预备出一个洞形，从而进行根尖逆行充填。根管峡部需要清理、预备，并将其包括在根尖逆行预备洞形内。根尖充填将充填材料置于逆行预备洞形内，从而完成良好的根端封闭。理想的根尖充填材料应可附着在牙本质壁上，体积稳定，具有X线阻射性，生物相容性好，且无微渗漏。MTA因其具有良好的生物相容性和诱导牙骨质在其表面形成的能力而成为根尖充填常用材料（Torabinejad et al. 1997）。IRM和Super EBA也常被用作根尖充填材料（Chong, Pitt Ford & Hudson 2003；Kim et al. 2016）。最近，EndoSequence® BC牙根修复材料和Biodentine®已被引入为根尖充填材料（Caron et al. 2014；Shinbori et al. 2015）。

D. 根尖手术的发展得益于根管显微镜和显微器械的应用，特别是超声工作尖的应用（Kim & Kratchman 2006；Kim et al. 2010；Setzer et al. 2010；Setzer et al. 2012）。根管显微镜配有高倍镜和高亮度光源以便在手术视野内探查。使用显微镜的好处包括根尖清晰的识别、较小范围的截骨，以及检查切除后的根面是否有峡部、额外的根管和牙本质的微裂（Kim & Kratchman 2006；Kim et al. 2010；Setzer et al. 2010；Setzer et al. 2012）。使用超声工作尖，借助显微镜的放大，可以在截根后根尖区沿根管的长轴制备一个3mm深的洞形（Kim & Kratchman 2006；Kim et al. 2010）。根尖外科的发展也得益于良好的根尖封闭和良好的生物相容性的充填材料的发展，如MTA（Torabinejad et al. 1997）。

E. 根尖手术成功率可超过90%（Rubinstein & Kim 2002；Chong et al. 2003；Tsesis et al. 2006；Christiansen et al. 2009）。一项来自多伦多的研究发现，在患者群中，年龄超过45岁，其患牙的根充欠填、根尖骨缺损直径小于10mm的患者，其患牙的预后更好（Barone et al. 2010）。Meta分析发现在治疗过程当中，使用更高的放大倍数（Setzer et al. 2010；Setzer et al. 2012），术前牙齿无明显症状、根充良好、根尖区无病变或病变小于5mm的患牙，其预后效果更好（von Arx, Penarrocha & Jensen 2010）。颊侧骨板高度 > 3mm的牙齿治疗成功率高于颊侧骨板 < 3mm的牙齿（Song et al. 2013）。MTA作为一种根尖充填材料，其治愈率高于粘接类复合树脂材料（von Arx, Hanni & Jensen 2014），其与Super EBA和IRM相比治愈率无显著性差异。再次行根尖手术的成功率也很高（93%）（Chong et al. 2003；Kim et al.2016）。根尖手术失败的常见原因是无根尖充填、根尖预备不当、预备偏离根管长轴、预备深度不足3mm（Song, Shin & Kim 2011）。

参考文献

[1] Barone, C., Dao, T. T., Basrani, B. B. et al. (2010) Treatment outcome in endodontics: The Toronto study – phases 3, 4, and 5: Apical surgery. *Journal of Endodontics* **36**, 28–35.

[2] Caron, G., Azerad, J., Faure, M. O. et al. (2014) Use of a new retrograde filling material (Biodentine) for endodontic surgery: Two case reports. *International Journal of Oral Science* **6**, 250–253.

[3] Chong, B. S. & Rhodes, J. S. (2014) Endodontic surgery. *British Dental Journal* **216**, 281–290.

[4] Chong, B. S., Pitt Ford, T. R. & Hudson, M. B. (2003) A prospective clinical study of Mineral Trioxide Aggregate and IRM when used as root-end filling materials in endodontic surgery. *International Endodontic Journal* **36**, 520–526.

[5] Christiansen, R., Kirkevang, L. L. Horsted-Bindsley, P. et al. (2009) Randomized clinical trial of root-end resection followed by root-end filling with mineral trioxide aggregate or smoothing of the orthograde gutta-percha root filling-1-year follow-up. *International Endodontic Journal* **42**, 105–114.

[6] Kim, S. & Kratchman, S. (2006) Modern endodontic surgery concepts and practice: A review. *Journal of Endodontics* **32**, 601–623.

[7] Kim, S., Kratchman, S. & Guess, G. (2010) Contemporary endodontic microsurgery: Procedural advancements and treatment planning considerations. *Endodontics: Colleagues for Excellence*. Chicago: American Association of Endodontists.

[8] Kim, S., Song, M., Shin, S. J. et al. (2016) A randomized controlled study of mineral trioxide aggregate and super ethoxybenzoic acid as root-end filling materials in endodontic microsurgery: Long-term outcomes. *Journal of Endodontics* **42**, 997–1002.

[9] Rubinstein, R. A. & Kim, S. (2002) Long-term follow-up of cases considered healed one year after apical microsurgery. *Journal of Endodontics* **28**, 378–383.

[10] Setzer, F. C., Shah, S. B., Kohli, M. R. et al. (2010) Outcome of endodontic surgery: A meta-analysis of the literature – Part 1: Comparison of traditional root-end surgery and endodontic microsurgery. *Journal of Endodontics* **36**, 1757–1765.

[11] Setzer, F. C., Kohli, M. R., Shah, S. B. et al. (2012) Outcome of endodontic surgery: A meta-analysis of the literature – Part 2: Comparison of endodontic microsurgical techniques with and without the use of higher magnification. *Journal of Endodontics* **38**, 1–10.

[12] Shinbori, N., Grama, A. M., Patel, Y. et al. (2015) Clinical outcome of endodontic microsurgery that uses Endo-Sequence BC root repair material as the root-end filling material. *Journal of Endodontics* **41**, 607–612.

[13] Song, M., Shin, S. J. & Kim, E. (2011) Outcomes of endodontic micro-resurgery: A prospective clinical study. *Journal of Endodontics* **37**, 316–320.

[14] Song, M., Kim, S. G., Shin, S. J. et al. (2013) The influence of bone tissue deficiency on the outcome of endodontic microsurgery: A prospective study. *Journal of Endodontics* **39**, 1341–1345.

[15] Torabinejad, M., Pitt Ford, T. R., McKendry, D. J. *et al.* (1997) Histologic assessment of mineral trioxide aggregate as a root-end filling in monkeys. *Journal of Endodontics* **23**, 225–228.

[16] Tsesis, I., Rosen, E., Schwartz-Arad, D. *et al.* (2006) Retrospective evaluation of surgical endodontic treatment: traditional versus modern technique. *Journal of Endodontics* **32**, 412–416.

[17] Velvart, P., Ebner-Zimmerman, U. & Ebner, J. P. (2004) Comparison of long-term papilla healing following sulcular full thickness flap and papilla base flap in endodontic surgery. *International Endodontic Journal* **37**, 687–693.

[18] von Arx, T. (2011) Apical surgery: A review of current techniques and outcome. *Saudi Dental Journal* **23**, 9–15.

[19] von Arx, T., Penarrocha, M. & Jensen, S. (2010) Prognostic factors in apical surgery with root-end filling: A meta-analysis. *Journal of Endodontics* **36**, 957–973.

[20] von Arx, T., Hanni, S. & Jensen, S. S. (2014) 5-year results comparing mineral trioxide aggregate and adhesive resin composite for root-end sealing in apical surgery. *Journal of Endodontics* **40**, 1077–1081.

第21章

根尖手术病例 Ⅲ：上颌磨牙

Parisa Zakizadeh

学习目标

- 了解引起根管治疗失败的潜在病因及促进性因素
- 掌握上颌磨牙根尖切除术的适应证和禁忌证
- 了解上颌后牙区进行影像学评估时应考虑的解剖学标志
- 了解锥形束计算机断层扫描（CBCT）在上颌

磨牙治疗中的临床应用价值

- 了解避免引起上颌磨牙根尖手术/根尖切除术并发症的预防措施
- 掌握根尖切除术时根尖切除的正确位置及倾斜角度
- 学会根据根尖切除术中的具体情况适当调整方案，以取得最佳的治疗效果

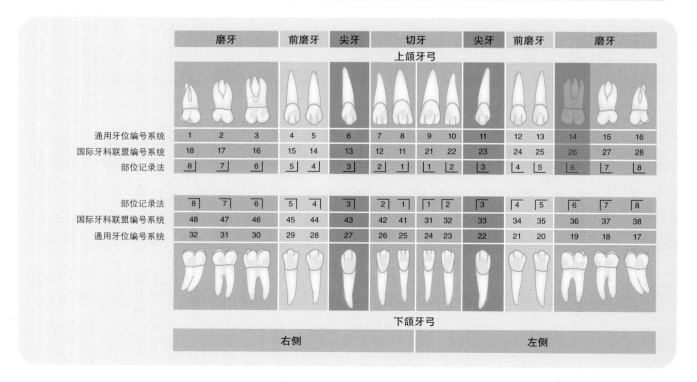

	磨牙			前磨牙		尖牙	切牙				尖牙	前磨牙		磨牙		
						上颌牙弓										
通用牙位编号系统	1	2	3	4	5	6	7	8	9	10	11	12	13	14	15	16
国际牙科联盟编号系统	18	17	16	15	14	13	12	11	21	22	23	24	25	26	27	28
部位记录法	8⌐	7⌐	6⌐	5⌐	4⌐	3⌐	2⌐	1⌐	⌐1	⌐2	⌐3	⌐4	⌐5	⌐6	⌐7	⌐8
部位记录法	8⌐	7⌐	6⌐	5⌐	4⌐	3⌐	2⌐	1⌐	⌐1	⌐2	⌐3	⌐4	⌐5	⌐6	⌐7	⌐8
国际牙科联盟编号系统	48	47	46	45	44	43	42	41	31	32	33	34	35	36	37	38
通用牙位编号系统	32	31	30	29	28	27	26	25	24	23	22	21	20	19	18	17
						下颌牙弓										
	右侧								左侧							

主诉

"我的牙龈上有一个小脓包，不时地流出脓液。到目前为止，虽然这个区域已经反复肿胀了几次，但是我只是在肿胀消失后感到有些轻微的疼痛。"

系统病史

患者，男，53岁，白种人。生命体征：血压128/72mmHg，心率71次/分。系统性回顾了患者病史。患者自述有轻度季节性过敏体质，通常不需要药物治疗。无药物过敏史。

该患者根据美国麻醉医师学会（ASA）体格状态分类法分为Ⅱ级。

口腔病史

患者有多颗牙齿治疗史，包括几颗牙齿的复合树脂和银汞合金充填，根管治疗和冠/桥修复。由于#14已行根管治疗，但患者仍然偶感治疗区域肿胀不适，他的全科牙医将他转诊至牙髓专科医生处诊治。患者自述数年前曾行根管治疗及手术治疗，但是具体的牙位以及是牙髓专科医生还是全科医生进行的诊治已记不清楚。他只有在出现肿胀时才有轻微的疼痛感。患者倾向于保留患牙。

临床评估（诊断过程）

临床检查

口外检查

面部无水肿、淋巴结肿大或不对称。颞下颌关节无弹响或张口时无偏移，患者无明显临床症状。

口内检查

患者口腔卫生良好，牙体轻度着色。左上颌#12远中邻𬌗面树脂充填，#13和#14冠修复，#15𬌗

面树脂充填。#14颊侧根尖区可见一个未闭合的窦道，无牙周袋。其余口腔黏膜正常，无肿胀。除#14、#15近中舌侧、远中舌侧探诊深度为4mm，其余左上颌牙齿探诊深度为2~3mm。左上颌牙齿动度正常。

诊断性测试

牙位	#11	#12	#13	#14	#15
叩诊	正常	正常	正常	轻度敏感	正常
触诊	正常	正常	正常	轻度敏感	正常
冷诊	正常	正常	无反应	无反应	正常
咬诊	正常	正常	正常	轻度敏感	正常

影像学检查

#13已行根管治疗、桩冠修复。#14已行4个根管的根管治疗，腭根内可见粗大的根管桩。腭根根尖圆钝、根管充填物宽大，提示先前可能已行根尖切除术或者根管预备过程中导致根尖孔扩大。近颊根、远颊根根尖区低密度影像。根管充填尚可（图21.1）。

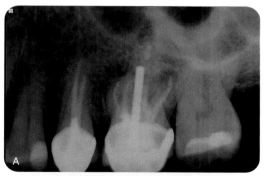
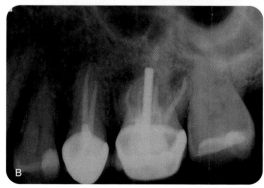

图21.1　#14术前X线片（A、B）

术前诊断

牙髓

#14根管治疗术后。

根尖周组织

#14慢性根尖周脓肿。

治疗计划

推荐方案

应急方案：无。

常规方案：根尖手术，根尖切除术，根尖逆行充填。

其他方案

拔除#14或者不治疗。

修复方案

根尖外科手术治疗，无须进行进一步的修复性治疗。

预后

良好	不确定	不佳
X		

临床治疗过程：治疗记录

一诊（第1天）：与患者讨论#14治疗方案。血压128/72mmHg，心率71次/分。对患牙进行检查和诊断性测试后（图 21.1）做出诊断。告知患者治疗方案。告知患者#14近颊根和远颊根的根管治疗可能是失败的。因为从X线片上未见腭根根尖有低密度影像，所以医生计划仅对颊侧根管进行根尖外科手术。如果在术中未发现颊侧牙根折裂，则颊侧根尖区手术是一种尝试性治疗方案，建议对腭根疗效

进行随访。患者计划预约下一次时间进行颊侧牙根的根尖外科手术治疗。

二诊（5周后）：患者#14近颊根和远颊根行根尖手术/根尖切除术。患者血压129/80mmHg；心率60次/分，体温37.2℃，呼吸频率24次/分。告知患者手术过程、预后，并给予患者术后指导。患者签署手术知情同意书后，用含1∶100000肾上腺素的2%利多卡因54mg和含1∶50000肾上腺素的2%利多卡因36mg行颊侧浸润麻醉，左上牙槽后神经和腭大孔阻滞麻醉。

从#13近中到#15近中行沟内切口。用#15刀片在#13的近中处做一个垂直的松弛切口。翻全厚黏骨膜瓣。当翻开黏骨膜瓣后发现近颊根和远颊根根尖区暴露，两个颊根根尖1/3处可见骨开窗。使用高速球钻、无菌水冷却，扩大骨开窗。用刮匙去除肉芽组织。暴露近颊根和远颊根的根尖区域。用亚甲蓝染色配合手术显微镜观察未发现根裂。使用#171L裂钻切除大约3mm的近颊根和远颊根根尖。根尖切除后发现两根均充填不严密和存在根管峡部。清除根尖周围所有肉芽组织后，未见上颌窦黏膜暴露或穿孔。使用金刚砂超声工作尖进行根尖逆行预备。手术部位用无菌生理盐水冲洗。使用肾上腺素棉球进行局部止血，纸尖进行根尖预备区干燥。白色MTA（矿化三氧化物聚合体）修复材料（Dentsply Sirona，Johnson City，TN，USA）充填根尖逆行预备区并待其凝固。取出肾上腺素棉球，植入脱矿皮质骨。皮瓣复位并压迫2~3分钟。皮瓣用4-0缝线间断缝合。止血效果良好。拍摄术后X线片（图21.2）。告知患者术后注意事项，并建议患处冰敷。期待患牙预后良好。预约复诊拆线的时间。告知患者术后第2天开始使用0.12%氯己定（3M，Two Harbors MN，USA）含漱，每天2次，持续10天。如果疼痛，可服用布洛芬600mg，每天

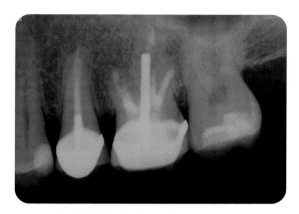

图21.2　#14颊根根尖切除术后X线片

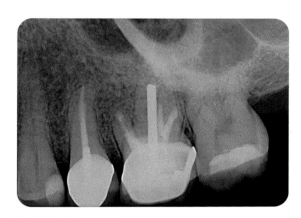

图21.3　#14术后5周X线片

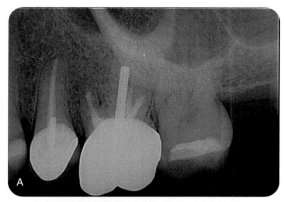

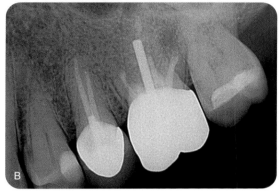

图21.4　25个月后X线片（A、B）。#14颊侧根尖周病变愈合

3次。

术后1天电话随访：患者有轻微的肿胀不适，服用布洛芬600mg。

三诊（术后1周随访）：患者无明显症状。拆除缝线，使用过氧化氢（H_2O_2）清洁手术区域。手术部位愈合良好，无明显水肿和渗出。加强患者口腔卫生宣教。

术后评估

四诊（术后5周随访）：患者无明显临床症状。牙周探诊深度3~4mm。#14无明显松动，叩诊、触诊无明显不适。X线片示#14根尖周组织正在愈合中（图21.3）。

五诊（术后25个月随访）：患者无明显临床症状。临床检查患牙无肿胀或窦道，牙周探诊深度3~4mm。随访X线片示#14两个颊根的根尖周组织愈合良好。腭根无根尖周病变（图21.4）。

自学问题

A. 上颌磨牙根尖手术的适应证和禁忌证是什么？

B. 在影像学评估时应注意的上颌后牙区解剖结构特点是什么？

C. 在制订上颌磨牙根尖外科手术治疗计划时，CBCT能否被作为辅助工具使用？

D. 进行根尖手术时根尖切除的最佳角度是多少？

E. 在根尖手术或根尖切除术中，上颌窦黏膜暴露或穿孔的最佳处理方式是什么？

自学问题解析

A. 当出现下列情况时行上颌磨牙根尖切除术（Merino 2009；Gutmann & Lovdahl 2011a, 2011b）：

- 由于老龄化、创伤和大面积修复体的原因导致根管严重钙化，使根管无法疏通至根尖孔。
- 根管解剖（例如严重弯曲的牙根）无法行非手术治疗。
- 根尖孔形状不规则，非手术治疗无法完全封闭根尖孔，例如根尖外吸收。
- 非手术根管治疗失败或持续存在根尖区透射影。
- 尖周组织的异物反应，如充填材料超出根尖孔。
- 根管内存在银尖（图21.5）、分离器械、粗大铸造桩或纤维桩（图21.6），使得在不破坏牙根结构的情况下无法进行根管再治疗。
- 根管偏移、台阶和根尖拉开导致牙根穿孔或堵塞。
- 打桩造成的穿孔位于根尖1/3，无法进行非手术根管治疗。
- 牙根横折或斜折导致的坏死碎片影响冠方愈合。
- 根尖1/3根管侧支引起的病损。
- 医源性损伤。

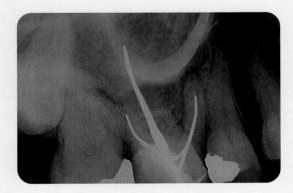

图21.5 #3存在银尖，近颊根尖区有透射影

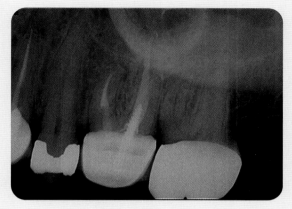

图21.6 X线片示#14近颊根内纤维桩，根尖区透射影。这种情况下根尖手术优于非手术再治疗

上颌磨牙根尖周手术或根尖切除术的禁忌证包括（Merino 2009；Johnson, Fayad & Wither-spoon 2011；Little et al. 2013）：

- 身体状况不允许手术干预治疗，如未得到良好控制的糖尿病和高血压、酒精中毒、服用Ⅳ型双膦酸盐药物史、近期放疗史、传染性口腔疾病、癌症或血液性疾病。
- 牙槽骨不足以支撑剩余的牙根结构，或牙齿冠-根比较差，影响牙齿长期保存。
- 牙齿严重松动。
- 手术后剩余牙体组织结构不可修复。
- 冠方修复体缺损或出现微渗漏（这些均能导致牙髓治疗失败）。
- 在修复计划中患牙无保留价值。
- 充填质量不佳，经再治疗后预后较好。
- 手术导致牙髓-牙周的缺损难以愈合。
- 手术时难以到达根尖区。
- 术后护理不佳或无法维持。

B. 进行影像学评估时应考虑上颌后牙区的如下解剖特点（Johnson et al. 2011）：

- 上颌磨牙牙根与上颌窦的距离。
- 颧骨及其在术区的影像叠加区。
- 牙槽骨的高度和结构。
- 患牙牙根的聚合或分叉度，以及与邻牙牙根的关系。
- 硬骨板和牙周膜间隙的存在。
- 患牙根长。
- 骨面隆突。

C. CBCT在上颌第一磨牙腭根显微根管手术再治疗中发挥了重要作用（Rigolone et al. 2003）。CBCT有助于临床医生计算皮质骨板到腭根根尖的距离，辨别上颌窦底是否位于上颌磨牙根部之间（Patel et al. 2016；图21.7）。CBCT对拟手术治疗的患牙牙根形态、骨质结构、颊侧牙槽骨的穿孔或骨开窗、牙根倾斜度均可进行精确的分析和评估（Nakata et al. 2006；Lofthag-Hansen et al. 2007；Low et al. 2008）。CBCT也有助于定位超填的根充材料，以及牙根侧穿和吸收的位置。研究表明，在CBCT检测到的根尖周病变中，有34%未在根尖X线片中检测到。

当根尖接近上颌窦底，根尖周病损与窦底之间的骨质少于1mm时，根尖X线片检查发现根尖周病变的可能性降低。因此，CBCT对发现与上颌磨牙相关的根尖周病变更为准确（Low et al. 2008）。在复杂解剖病例中，CBCT扫描所获得的信息可能会影响治疗计划和疗效（Ee，Fayad & Johnson 2014）。使用CBCT还可以防止如上颌窦穿孔等手术并发症，从而提高上颌磨牙根尖切除术的疗效。但只有当传统的影像学技术不能为牙髓疾病的诊断和处置提供足够的信息时，才能考虑使用CBCT（Patel et al. 2015）。

D. 如果根尖一旦暴露，医生需要调整根切角度，使根管可见且位于斜面中心。由于98%的根管解剖变异和93%的根管侧支位于根尖3mm，所以有必要至少切除3mm的根尖（Gutmann & Pitt Ford 1993；Stropko，Doyon & Gutmann 2005）。但若染色剂显示存在副根管，则须切除更长的牙根（Roy & Chandler 2007）。理想的截根切面应与牙根长轴垂直，以减少牙本质小管的根尖周微渗漏（Gilheany，Figdor & Tyas

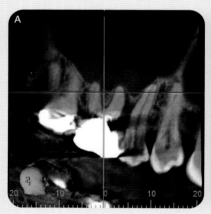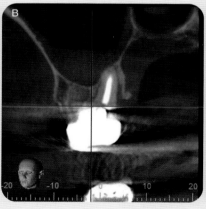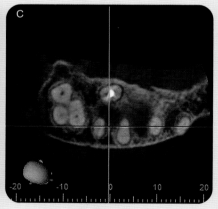

图21.7　#3的CBCT图像显示腭根已行根管治疗，颊根未行根管治疗。A：矢状向显示上颌窦相对上颌第二前磨牙、第一磨牙和第二磨牙黏膜整体增厚。此切面也显示#3两颊根钙化。冠状向（B）有助于在牙髓手术再治疗#3前检查颊根和腭根牙根之间是否存在上颌窦。矢状向（A）上的红线显示（C）所示轴向平面的位置。轴位图还显示了颊根与上颌窦的距离（C）

1994）；在不损害牙齿结构且有更好的手术入路和视野的条件下，通常需要30°或45°的斜面。如果斜面太大，存在空间定位障碍，逆行预备和充填可能难以达到理想效果。斜面越小越有利，但对于后牙，由于解剖限制，斜面需要做必要的调整。截根后，应仔细检查是否存在裂纹或折裂，是否存在根管峡部、根管鳍、管间交通。这些解剖变异将影响根切的长度和截面的角度（Gutmann & Pitt Ford 1993；Stropko et al. 2005；Gutmann & Lovdahl 2011a）。

E. 上颌窦黏膜穿孔时，可将一块可吸收膜放置在穿孔区域。在根切术中通常穿孔很小，只要上颌窦黏膜"自我折叠"就可能不需要修复（Fugazzotto & Vlassis 2003）。

参考文献

[1] Ee, J., Fayad, M. I. & Johnson, B. R. (2014) Comparison of endodontic diagnosis and treatment planning decisions using cone-beam volumetric tomography versus periapical radiography. *Journal of Endodontics* **40**, 910–916.

[2] Fugazzotto, P. A. & Vlassis, J. (2003) A simplified classification and repair system for sinus membrane perforations. *Journal of Periodontology* **74**, 1534–1541.

[3] Gilheany, P. A., Figdor, D. & Tyas, M. J. (1994) Apical dentin permeability and microleakage associated with root-end resection and retrograde filling. *Journal of Endodontics* **20**, 22–26.

[4] Gutmann, J. L. & Pitt Ford, T. R. (1993) Management of the resected root end: A clinical review. *International Endodontic Journal* **26**, 273–283.

[5] Gutmann, J. L. & Lovdahl, P. E. (2011a) Problem-solving challenges in periapical surgery. In: *Problem Solving in Endodontics: Prevention, Identification, and Management* (eds. J. L. Gutmann & P. E. Lovdahl), 5th edn, pp. 325–355. St. Louis, MO: Elsevier.

[6] Gutmann, J. L. & Lovdahl, P. E. (2011b) Problem-solving challenges that require periradicular surgical intervention. In: *Problem Solving in Endodontics: Prevention, Identification, and Management* (eds. J. L. Gutmann & P. E. Lovdahl), 5th edn, pp. 384–417. St. Louis, MO: Elsevier.

[7] Johnson, B. R., Fayad, M. I. & Witherspoon, D. E. (2011) Periradicular surgery. In: *Pathways of the Pulp* (eds. K. M. Hargreaves & S. Cohen), 10th edn, pp. 720–776. St. Louis, MO: Mosby.

[8] Little, J. W., Falace, D. A., Miller, C. S. et al. (2013) *Dental Management of the Medically Compromised Patient*, 8th edn. St Louis, MO: Elsevier.

[9] Lofthag-Hansen, S., Huumonen, S., Grondahl, K. et al. (2007) Limited cone-beam CT and intraoral radiology for the diagnosis of periapical pathology. *Oral Surgery, Oral Medicine, Oral Pathology, Oral Radiology, and Endodontics* **103**, 114–119.

[10] Low, K. M., Dula, K., Burgin, W. et al. (2008) Comparison of periapical radiography and limited cone-beam tomography in posterior maxillary teeth referred for apical surgery. *Journal of Endodontics* **34**, 557–562.

[11] Merino, E. M. (2009) Presurgical considerations. In: *Endodontic Microsurgery* (ed. E. M. Merino), pp. 33–48. London: Quintessence.

[12] Nakata, K., Naitoh, M., Izumi, M. et al. (2006) Effectiveness of dental computed tomography in diagnostic imaging of periradicular lesion of each root of a multirooted tooth: A case report. *Journal of Endodontics* **32**, 583–587.

[13] Patel, S., Durack, C., Anella, F. et al. (2015) Cone beam computed tomography in endodontics – A review. *International Endodontic Journal* **48**, 3–15.

[14] Patel, S., Harvey, S., Shemesh, H. et al. (2016) Non-surgical and surgical re-treatment. In: *Cone Beam Computed Tomography in Endodontics* (eds. S. Patel, S. Harvey, H. Shemesh et al.), pp. 89–99. London: Quintessence.

[15] Rigolone, M., Pasqualini, D., Bianchi, L. et al. (2003) Vestibular surgical access to the palatine root of the superior first molar: "low-dose cone-beam" CT analysis of the pathway and its anatomic variations. *Journal of Endodontics* **29**, 773–775.

[16] Roy, R. & Chandler, N. P. (2007) Contemporary perspectives on root-end management during periapical surgery. *Endo: Endodontic Practice Today* **1**, 91–99.

[17] Stropko, J. J., Doyon, G. E. & Gutmann, J. L. (2005) Root end management: Resection, cavity preparation, and material placement. *Endodontic Topics* **11**, 131–151.

第22章

牙髓-牙周组织的内在联系

Abdullah Alqaied, Maobin Yang

学习目标

- 了解牙髓和牙周组织间相互连通的主要途径，辨别牙髓–牙周联合病变的可能病因
- 掌握并学会应用原发性牙周病变和原发性牙髓

病变的鉴别诊断

- 能够制订恰当的治疗计划，包括替代性的治疗方案

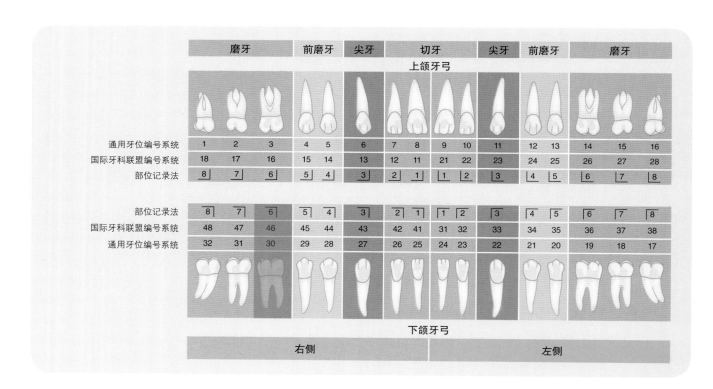

	磨牙			前磨牙		尖牙	切牙				尖牙	前磨牙		磨牙		
							上颌牙弓									
通用牙位编号系统	1	2	3	4	5	6	7	8	9	10	11	12	13	14	15	16
国际牙科联盟编号系统	18	17	16	15	14	13	12	11	21	22	23	24	25	26	27	28
部位记录法	8	7	6	5	4	3	2	1	1	2	3	4	5	6	7	8
部位记录法	8	7	6	5	4	3	2	1	1	2	3	4	5	6	7	8
国际牙科联盟编号系统	48	47	46	45	44	43	42	41	31	32	33	34	35	36	37	38
通用牙位编号系统	32	31	30	29	28	27	26	25	24	23	22	21	20	19	18	17
							下颌牙弓									
		右侧							左侧							

主诉

"当我咬硬物时感觉很痛。"

系统病史

患者，男，38岁。生命体征：血压109/70mmHg，心率77次/分，呼吸频率18次/分。患者未接受任何药物治疗。系统病史回顾无异常，患者未服用药物，无已知的药物过敏史，无口腔治疗禁忌证。

该患者根据美国麻醉医师学会（ASA）体格状态分类法分为Ⅰ级。

口腔病史

患者被转诊到专科医生那里行#30的评估及治疗。患者自述该牙咬合时会出现钝痛，症状开始于大约2个月以前，但症状从来没有严重到需要进行牙科急诊处理。#30咬合面可见复合树脂充填材料，患者不记得何时进行过充填治疗。患者第三磨牙均缺失，未在全科牙医处进行定期的口腔保健，口腔卫生较差。

临床评估（诊断过程）

临时检查

患者体健，反应正常，可主动配合。

口外检查

口外检查颌面部未见肿胀、口外瘘管，无下颌下或颈部淋巴结肿大。

口内检查

口内软组织健康，未见肿胀、窦道或脓肿波动。患者有轻度牙龈炎和中度龈下结石，#30咬合面有复合树脂充填物和根分叉有Ⅰ度病变。患者口内可见多颗充填过的牙齿，无明显龋坏、继发龋和裂纹。

诊断性测试

牙位	#28	#29	#30	#31
EPT（数值）	+ (32)	+ (36)	–	+ (35)
PPD（BOP）	<4mm (+)	<4mm (+)	<4mm (+)	<4mm (+)

EPT：牙髓电活力测试；PPD：牙周袋深度；BOP：探诊出血；WNL：在正常范围内；+：有反应；–：无反应

影像学检查

#29 ~ #31拍摄根尖X线片。#30根分叉处见透射影像，近中根的牙周膜间隙增宽，髓腔远中见内吸收影像。#29、#30远中根和#31牙的近远中根根尖周组织未见明显异常（图22.1），咬合翼片显示#30咬合面有较深的充填物，内吸收缺损位于远中根管口的水平，#2、#3、#31已充填，未见继发龋，剩余的牙齿未见龋坏或充填材料影像。咬合翼片显示龈下中度牙石和牙槽骨轻度垂直吸收（图22.2）。

术前诊断

牙髓

#30牙髓坏死。

根尖周组织

#30有症状的根尖周炎。

牙髓–牙周联合病变（原发性牙髓病变）。

治疗计划

推荐方案

应急方案：#30牙髓清创术。

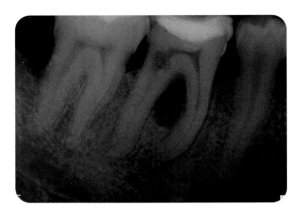

图22.1 #30术前根尖X线片

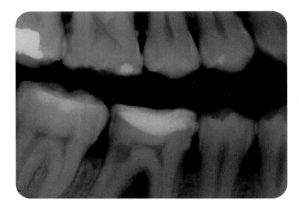

图22.2 #30术前的咬合翼片

常规方案：#30非手术根管治疗。

其他方案

拔除后种植或固定义齿修复，或者不治疗。

修复方案

桩核冠修复。

预后

良好	不确定	不佳
	X	

临床治疗过程：治疗记录

一诊（第1天）：完成系统病史回顾及口内、口外检查，再次向患者介绍不同的治疗方案，患者决定通过根管治疗来保存患牙。告知患者需要在治

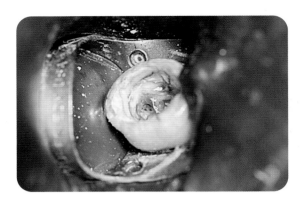

图22.3 #30髓室远中舌侧见内吸收所致的缺损

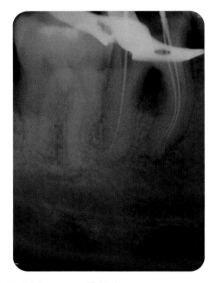

图22.4 X线片测量#30工作长度

疗过程中评估患牙内吸收所导致的缺损，以确定患牙是否可修复。患者已经明白治疗的风险和益处，并签署知情同意书。局部麻醉采用加入0.018mg肾上腺素的利多卡因36mg行下牙槽神经阻滞麻醉。使用橡皮障对患牙进行隔离，完成消毒后，使用无菌车针开髓，揭髓顶，髓腔内远中侧见内吸收所致的缺损（图22.3），缺损处未见出血，使用#8、#10和#15K锉完成初始根管的探查和疏通，同时使用大量0.5%次氯酸钠冲洗，使用电子根测仪和X线片进行工作长度的测量与确定（图22.4）。用SX、S1和S2 ProTaper® Universal镍钛锉（Dentsply Sirona, Ballaigues, Switzerland）在充分冲洗下完成根管口的敞开，使用EndoSequence®锉

（Brasseler USA，Savannah，GA，USA）完成根管预备，近中颊侧根管和近中舌侧根管主尖锉预备至#30/0.06锥度，远中根管主尖锉预备至#40/0.06锥度。纸尖干燥根管后，使用17% EDTA浸泡根管和髓腔1分钟，然后无菌纸尖干燥，使用2%碘化钾浸泡髓腔和根管10分钟，再次使用纸尖干燥根管，用Lentulo® Spiral Filler（Dentsply Sirona，Ballaigues，Switzerland）将氢氧化钙［$Ca(OH)_2$］糊剂导入根管，并用纸尖塞满。同时在内吸收缺陷处也填满$Ca(OH)_2$暂封糊剂。用Cavit™（3M，Two Harbors，MN，USA）和Fuji IX GP®（GC America Inc，Alsip，IL，USA）暂封窝洞，并调整咬合。告知患者术后医嘱，嘱咐患者如有疼痛可服用600mg布洛芬，每6～8小时1次。如有症状及时电话联系，预约7～10天后复诊。

二诊（5周后）：患者复诊完成#30根管治疗：患者自述无症状，生命体征：血压120/71mmHg，心率81次/分，呼吸15次/分。麻醉：用含0.018mg肾上腺素的利多卡因36mg行下牙槽神经阻滞麻醉。橡皮障隔离，消毒，去除暂封，0.5%NaClO的大量冲洗结合小号器械去除$Ca(OH)_2$，吸收缺损处可见硬组织，没有出血或与外部穿通的迹象。选择合适的牙胶尖充填并拍X线片确认主尖到达工作长度（图22.5）。根管内依次使用17% EDTA浸泡1分钟，2%碘化钾10分钟，纸尖干燥根管。使用牙胶尖结合AH 26®根管封闭糊剂（Dentsply Sirona，Konstanz，Germany）采用热熔牙胶垂直加压技术进行根管充填。使用酒精清除多余的糊剂，远中根管处置薄层Cavit™覆盖，37%磷酸酸蚀吸收缺损处和邻近牙本质1分钟，无菌水冲洗干净，干燥髓室。涂布粘接剂，光固化20秒，将A3复合树脂填充于吸收缺损处，光照固化40秒（图22.6）。用Cavit™和Fuji IX GP®暂封窝洞，检查咬合。拍摄术

后X线片（图22.7和图22.8）。告知患者术后医嘱。以信件的形式，建议患者的全科医生若要行桩核冠修复，选择近中根的某根管打桩；告知患者永久冠方修复和随访的重要性。

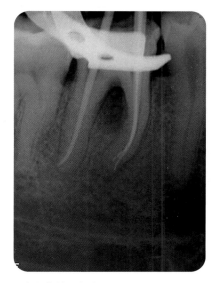

图22.5　#30试主尖的X线片

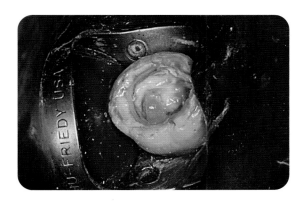

图22.6　#30吸收缺损处放置复合树脂

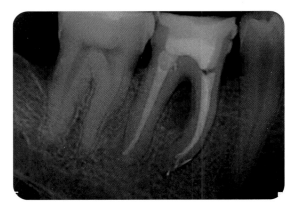

图22.7　#30术后X线片

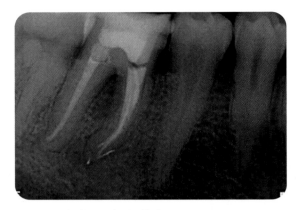

图22.8　另一角度#30术后X线片

工作长度、根尖宽度和根充方法

根管	工作长度	根尖宽度及锥度	根充材料和方法
近颊根管	20.0mm	#30/0.06	AH 26®根管封闭糊剂，热熔牙胶垂直加压充填技术
近舌根管	20.5mm	#30/0.06	AH 26®根管封闭糊剂，热熔牙胶垂直加压充填技术
远中根管	19.0mm	#40/0.06	AH 26®根管封闭糊剂，热熔牙胶垂直加压充填技术

术后评估

　　三诊（术后12个月随访）：回顾患者的系统病史。患者自述无症状。#30叩诊和扪诊正常，牙龈正常。牙周袋探诊深度<4mm，无探诊出血，患牙松动度正常。根尖片示根分叉病变几乎完全愈合。根尖片显示近中根周围牙周膜间隙正常（图22.9）。患者自述全科医生在非手术性根管再治疗完成后的2个月内对其患牙进行了修复治疗，但患者未复诊行永久牙冠修复。#30为桩、核及临时冠

修复。建议患者进行永久性牙冠修复，避免出现并发症。患牙预后良好。建议患者预约下次随访，观察患牙愈后的情况。

　　四诊（术后20个月随访）：回顾患者的系统病史，患者自述无症状。#30叩诊和扪诊正常，牙龈正常。牙周袋探诊深度<4mm，无探诊出血，患牙松动度正常。根尖片示根分叉病变几乎完全愈合（可能为瘢痕组织），根尖周组织未见异常。#30可见桩核修复，牙冠密合（图22.10）。

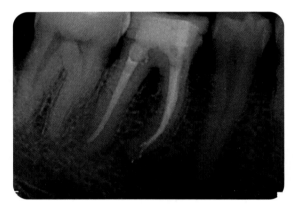

图22.9　术后12个月随访的#30X线片

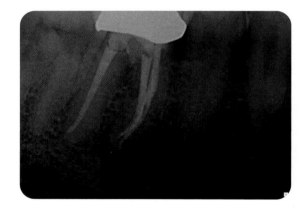

图22.10　#30术后20个月随访的X线片

自学问题

A. 列举牙髓和牙周组织之间交通的主要途径。

B. 在初始牙髓病变继发牙周病变的病例中，病变的牙髓是如何导致牙周发生病变的？

C. 什么是真正的牙髓–牙周联合病变？

D. 以临床和影像学检查为基础，鉴别病变的起因是牙髓来源还是牙周来源。

E. 除常规根管治疗和牙周治疗外，是否还有其他方法可用于治疗牙髓–牙周联合病变？

自学问题解析

A. 牙髓和牙周组织之间的可能交通途径包括：根尖孔（最主要直接交通方式）；侧支根管和副根管（通常位于根尖1/3的区域）；牙本质小管；根管分叉；发育异常（例如切牙的畸形舌侧沟）以及病理性或医源性途径，包括牙根吸收、牙根纵裂及穿孔（Seltzer, Bender & Ziontz 1963; Withers et al. 1981）。

B. 根管内的碎屑、细菌和细菌副产物可以通过上述途径从根管系统扩散到牙周组织。此外，在根管治疗过程中，预备、冲洗和封药可能把细菌/细菌的副产物、冲洗剂或药物挤压出根尖孔，这些刺激物的扩散可能会激惹牙周组织。以上这些因素可引起牙周组织的炎症或感染。如果致病菌毒力强于宿主防御机制，将会导致牙周组织的破坏或丧失（Blomlof, Lengheden & Linskog 1992; Jansson & Ehnevid 1998）。

C. 真正的牙髓–牙周联合病变指的是病变来源于牙髓和牙周致病菌共同引起，它们可能同时发生或独立发生。当不同来源的病变合并时，临床上很难区别于其他类型的牙髓–牙周病变，如原发性牙髓病变伴继发性牙周病变。

D. 以下检查有助于鉴别病变的起因是牙髓来源还是牙周来源（Silverstein et al. 1998）。

1. 牙髓活力测试：在牙髓来源的病变中，如果牙髓坏死牙齿是无活力的，在牙周来源的病变中，多数情况下牙齿是有活力的。

2. 菌斑/结石：在牙髓来源的病变中，菌斑或结石可能存在，但它们不是引起病变的主要原因；在牙周来源的病变中，菌斑或结石是引起病变的主要原因。

3. 牙周袋/探诊深度：在牙髓来源的病变中，可能探及独立且窄的牙周袋；在牙周来源的病变中，可能存在广泛的牙周袋，它们位于冠方，范围相对较宽。

4. 影像学：牙髓来源病变的骨丧失主要局限于根尖区；牙周来源的病变骨吸收较为广泛，主要见于牙槽嵴骨。

E. 如果常规治疗效果欠佳，应考虑替代治疗方案。这些可选择的方法包括半切术/截根术（去除感染的牙根）、再生技术如引导性组织再生和引导性骨再生（Duggins et al. 1994; Green 1986）。

参考文献

[1] Blomlof, L., Lengheden, A. & Linskog, S. (1992) Endodontic infection and calcium hydroxide treatment effects on periodontal healing in mature and immature replanted monkey teeth. *Journal of Clinical Periodontology* **29**, 652–658.

[2] Duggins, I., Clay, J., Himel, V. *et al.* (1994) A combined endodontic retrofill and periodontal guided tissue regeneration for the repair of molar endodontic furcation perforations: report of a case. *Quintessence International* **25**, 109–114.

[3] Green, E. N. (1986) Hemisection and root amputation. *Journal of the American Dental Association* **112**, 511–518.

[4] Jansson, L. E. & Ehnevid, H. (1998) The influence of endodontic infection on periodontal status in mandibular molars. *Journal of Periodontology* **69**, 1392–1396.

[5] Seltzer, S., Bender, I. B. & Ziontz, M. (1963) The interrelationship of pulp and periodontal disease. *Oral Surgery, Oral Medicine, Oral Pathology* **16**, 1474–1490.

[6] Silverstein, L., Shatz, P. C, Amato, A. L. *et al.* (1998) A guide to diagnosing and treating endodontic and periodontal lesions. *Dentistry Today* **17**, 112–115.

[7] Withers, J., Brunsvold, M., Killoy, W. *et al.* (1981) The relationship of palatogingival grooves to localized periodontal disease. *Journal of Periodontology* **52**, 41–44.

第23章

上颌中切牙外伤性脱位与根折

Bill Kahler, Louis M. Lin

学习目标

■ 掌握牙外伤的应急处理方案（包括其诊断和治疗方法）

■ 掌握正确处理水平根折伴牙髓坏死和/或牙髓

■ 熟悉并应用美国牙髓病学会（AAE）相关指南指导牙外伤的治疗

■ 了解牙外伤长期随访的重要性

感染的治疗方法

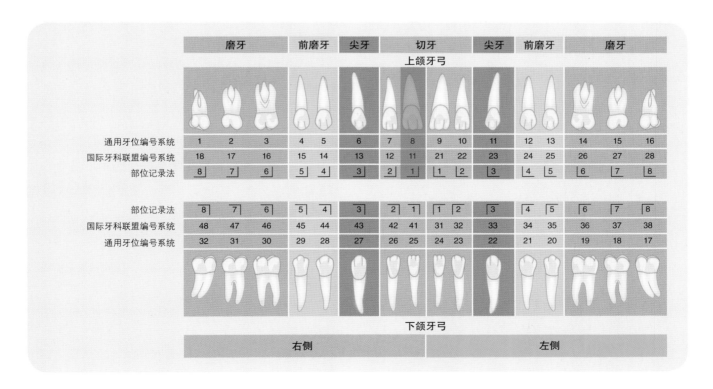

	磨牙			前磨牙		尖牙	切牙		尖牙	前磨牙		磨牙		
						上颌牙弓								
通用牙位编号系统	1	2	3	4	5	6	7	8	9	10	11	12	13	14	15	16
国际牙科联盟编号系统	18	17	16	15	14	13	12	11	21	22	23	24	25	26	27	28
部位记录法	8	7	6	5	4	3	2	1	1	2	3	4	5	6	7	8

部位记录法	8	7	6	5	4	3	2	1	1	2	3	4	5	6	7	8
国际牙科联盟编号系统	48	47	46	45	44	43	42	41	31	32	33	34	35	36	37	38
通用牙位编号系统	32	31	30	29	28	27	26	25	24	23	22	21	20	19	18	17
						下颌牙弓								
	右侧								左侧					

主诉

"固定外伤牙的牙弓夹板松动了，牙冠折断部分也脱落了。"

系统病史

患者，男，10岁。体健，自述现阶段未服用过药物，系统病史无特殊。

该患者根据美国麻醉医师学会（ASA）体格状态分类法分为Ⅰ级。

口腔病史

患儿在家中下楼梯时不慎摔倒，导致#8根中1/3水平折断。冠方折断部分脱位后立即放入牛奶中贮存，并于1小时后到医院急诊科将冠方断端重新植入牙槽窝内。#8邻面用复合树脂固定。2张根尖片分别显示冠方折断部分脱位后空虚的牙槽窝（图23.1）和冠方折断部分重新植入牙槽窝（图23.2）。牙龈撕裂处用丝线缝合。当天晚些时候因原固定夹板松动，随即使用复合树脂及金属细线重新固定患牙。固定夹板第2次松动后，主诊医生将患者转诊至专科医生，预约第2天进行治疗。

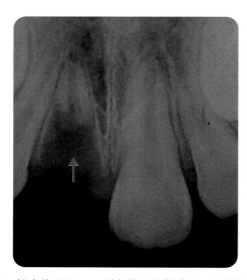

图23.1 根尖片显示，#8剩余的牙根断端和冠方折断部分脱位后空虚的牙槽窝（红色箭头），且根尖孔尚未闭合

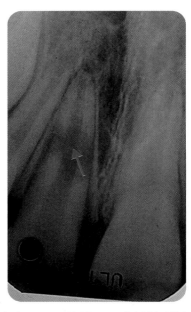

图23.2 根尖片显示，重新将#8冠方折断脱位部分植入牙槽窝，并用复合树脂将其与相邻的#7及#9固定。冠方折断部分被植入原位置（红色箭头）

临床评估（诊断过程）

临床检查

口外检查

面部对称，无肿胀或变色。颈部未可触及肿大淋巴结，上唇稍肿胀。

口内检查

口腔卫生较好，牙龈撕裂处可见4-0缝合线，未见肿胀或窦道。固定#7夹板松动，#8及#9间仍可见第一次固定夹板时的复合树脂材料（图23.3）。#8Ⅱ度松动，#9冠折。

诊断性测试

牙位	#7	#8	#9	#10
叩诊	–	+	–	–
扣诊	–	+	–	–
冷诊	+	–	+	+
EPT	不明确	–	+	不明确

EPT：牙髓电活力测试；+：叩诊或扣诊阳性，冷诊和牙髓电活力测试正常；–：叩诊、扣诊、冷诊和牙髓电活力测试无反应

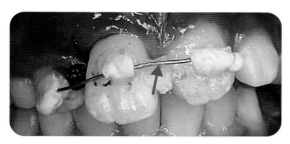

图23.3　临床照片显示：邻面树脂夹板固定失败后，选用复合树脂加细钢丝进行二次固定，在#8与#9之间还可见前期残余材料（红色箭头）。#7与#8之间可见撕裂牙龈已被丝线（4-0）缝合

影像学检查

图23.1显示：#8根中1/3水平折断，冠方折断部分脱位，剩余牙根根尖孔未闭合。图23.2显示：冠方折断部分被重新植入牙槽窝。

术前诊断

牙髓

#8牙髓坏死。

根尖周组织

#8根尖周组织正常。

治疗计划

推荐方案

应急方案：弹性夹板固定。

常规方案：#8定期随访。

其他方案

若#8出现牙髓感染症状/体征，则行冠方折断部分的牙髓治疗。

修复方案

复合树脂充填。

预后

良好	不确定	不佳
	X	

临床治疗过程：治疗记录

一诊（第1天）：拆除原复合树脂、弓丝夹板及牙龈缝线。使用复合树脂加弹性纤维夹板（Ribbond，Seattle，WA，USA）固定患牙（图23.4）。拍摄根尖片确认冠方折断部分复位良好（图23.5）。

二诊（第1周）：1周后检查牙龈组织愈合良好，#8无异常症状。

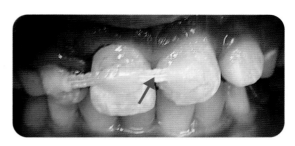

图23.4　临床照片显示：使用复合树脂和弹性纤维夹板进行第3次夹板固定（红色箭头）

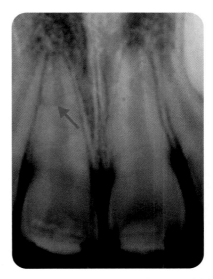

图23.5　根尖片显示：第3次夹板固定后冠方折断部分复位良好（红色箭头）

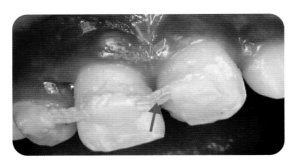

图23.6 外伤1个月后临床照片显示：纤维夹板固定材料扩张变形（红色箭头）；#8切缘低于上颌牙合平面；#8牙龈处肿胀

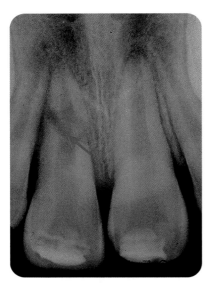

图23.7 外伤1个月后根尖片显示：#8断端分离（红色箭头），且远中牙槽骨明显吸收

三诊（第2周）：检查示#8无异常症状。

四诊（1个月）：#8颊侧牙龈肿胀，且患牙突出至牙合平面以下（图23.6）。#8根尖片显示，断端处出现间隙并且可见根周骨组织丧失（图23.7）。#8牙髓电活力测试无反应。综上诊断#8牙髓坏死伴牙龈脓肿形成。与患者父母沟通根管治疗的过程和预后，患儿家长知情同意并签署知情同意书。使用含1∶100000肾上腺素的2%利多卡因1.8mL行#8局部浸润麻醉，橡皮障（Wedjets®，Coltene，Altstätten，Switzerland）隔离患牙，使用#40H锉拍摄X线片测定冠方折断部分自切缘

至折断处的工作长度为12mm。建立髓腔通道并采用最小器械去除坏死组织。选择1%的次氯酸钠（NaClO）溶液进行根管冲洗，纸尖干燥后使用氢氧化钙［Ca(OH)₂］进行根管封药（封药至切缘下12mm），使用Cavit™（3M，Two Harbors，MN，USA）和玻璃离子水门汀（Fuji IX GP®，GC Corporation，Tokyo，Japan）暂封开髓口。

五诊（3个月）：患者无明显不适，牙龈组织健康。患牙未进行局部麻醉，橡皮障隔离#8，去除暂封材料，使用1% NaClO溶液和17% EDTA溶液冲洗根管。干燥根管后，使用MTA（ProRoot® MTA；Dentsply Sirona，Johnson City，TN，USA）封闭牙根断端并充填断端以上根管，放置湿棉球促进MTA凝固。最后使用Cavit™和玻璃离子水门汀暂封开髓口。拆除纤维带和复合树脂夹板固定材料。评估#8松动度为Ⅰ度。

六诊（3个月零1周）：患牙未进行局部麻醉，橡皮障隔离#8，去除暂封材料，取出棉球。牙髓探诊检查MTA结固情况，使用复合树脂充填开髓口，

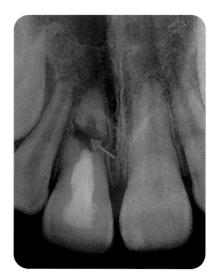

图23.8 根尖片显示：#8冠方折断部分根管内充填MTA；开髓口用玻璃离子水门汀和复合树脂充填；牙根断面发生分离（红色箭头）

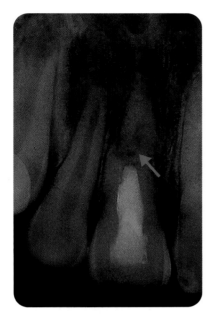

图23.9　外伤1年后根尖片：牙根断端处的钙化组织沉积证实患牙有愈合现象（红色箭头）；根方折断部分根管内钙化明显；#7根尖周出现透射影与其临床诊断（无症状根尖周炎）一致，#7牙髓冷诊反应与假阳性一致，但该牙的治疗本节不做讨论

根尖片显示冠方折断部分有轻微位移（图23.8）。

术后评估

七诊（术后1年随访）：检查示#8无异常症状，松动Ⅰ度。根尖片显示牙根侧缘上的断裂部分变钝。MTA附近可见钙化组织沉积，根方折断部

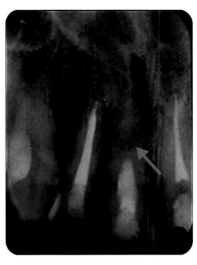

图23.10　外伤10年后根尖片：牙齿断端间（红色箭头）未见明显牙周膜韧带间隙，提示似乎已形成硬组织愈合。根方折断部分进一步钙化。#7和#9已行根管充填。所有已行根管充填患牙的骨性修复证实愈合效果良好

分根管内钙化明显。冠方折断部分与根方折断面存在轻度位移。钙化组织的出现证实折断处有愈合现象。#8未见炎症或替代性牙根吸收发生。#7可见大范围根尖透射影（图23.9）。

八诊（术后10年随访）：检查示#8无异常症状，松动Ⅰ度。#8根尖片显示情况与10年前相似。#7和#9因牙髓根尖周病进行了非手术的根管治疗（图23.10）。

自学问题

A. 牙外伤后有哪些检查方法可以做出正确诊断？

B. 评估牙根折断后的重要临床指标有哪些？

C. 评估牙脱位预后的重要临床指标有哪些？

D. 夹板固定外伤牙有哪些要求？

E. 传统治疗根折后牙髓感染的方法是使用长效 $Ca(OH)_2$。若使用MTA治疗，其优缺点分别是什么？

自学问题解析

A. 牙外伤常用的临床检查方法包括：松动度、叩诊及牙髓活力检查。但以上检查手段都需要结合临床症状做出相应的判断。比如，对于嵌入性牙脱位，只通过松动度检查难以明确其诊断。外伤后牙齿会即刻出现轻度叩痛，说明牙周膜和/或周围支持组织发生损伤。相反，若在随诊间出现持续性轻度叩痛则通常与牙髓坏死和感染有关。此外，因牙外伤后牙髓组织常会暂时丧失敏感性，所以正确评估牙髓活力对于诊断非常重要。例如，牙髓水肿可以撕裂或切断牙髓组织的神经血管供应，导致其敏感性下降。此外，在随诊间检查牙髓活力无反应同样对预后具有意义。例如，牙髓活力检查无反应可能与下列几种情况有关：牙脱位后根管阻塞、根折后牙髓组织与根尖周组织结合、冠折脱位后牙髓坏死。值得注意的是，牙冠变色不能证明牙髓组织已发生坏死，因为其颜色经过一段时间可变为正常。因此，牙外伤后的临床诊断需要正确合理的判断。此外，影像学资料对于评估牙外伤程度十分重要，且在后期治疗计划的制订、临床病例的研究或法律纠纷的索赔中起到重要的参考作用（Andreasen & Kahler 2015a）。

影像学检查是牙外伤初次检查中必不可少的检查方法。影像学检查的重要指标包括：牙根的发育情况、牙根和牙周组织的损伤情况以及牙齿的位移情况。影像学检查建议拍摄3种角度的牙片以及咬合翼片。虽然建议锥形束计算机断层扫描技术（CBCT）在常规X线检查不能明确诊断的情况下才能使用，但是CBCT可以提高牙外伤诊断的准确率（Sigurdsson 2014；Andreasen & Kahler 2015a）。例如，本病例中常规X线片

已明确#8的诊断是牙脱位和根折，因此不需要进一步CBCT的检查。

根折牙发生牙髓坏死和感染的影像学表现包括：牙周膜间隙增宽或者边界不清，以及根折处出现透射影，牙根炎症性外吸收通常出现在外伤后2~8周（Andreasen & Kahler 2015b）。外伤牙即使牙髓完全坏死也没有影像学变化，除非牙髓发生感染后才会有根尖周病变。然而，有时外伤牙X线片检查会出现短暂的根尖破坏，但这并不是由牙髓感染而引起的（Andreasen 1986）。

因此，临床医生在决定进行任何牙髓治疗之前，必须先综合考虑患者的体征和症状、临床检查结果以及影像学检查结果。此外，急诊处理和术后随访也都是必需的。牙外伤的治疗目的是维持或尽可能恢复患牙的牙髓活力（Sigurdsson 2014）。然而，本病例还强调了长期随访的重要性，如邻牙外伤后似乎未受影响，但后续却需要进行牙髓治疗。

B. 2004年，两项指导性研究对400颗根折牙进行了分析（Andreasen et al. 2004a, 2004b），结果表明30%的根折牙在折断处通过硬组织愈合，5%的病例通过骨组织和结缔组织愈合，43%的病例通过结缔组织愈合，而只有22%的病例因牙髓发生坏死和感染未发生愈合（Andreasen et al. 2004a）。低龄、牙根未完全发育、较小松动度、牙髓活力正常和较理想的根折位置等因素与牙髓和硬组织的修复呈正相关。如果牙根断端间的距离逐渐增加，那么其愈合则会逐渐变差。有研究表明，应用玻璃纤

维进行夹板固定愈合率最高（Andreasen et al. 2004b）。本病例发生于2005年，因此使用玻璃纤维进行了夹板固定。然而，本病例中患牙牙髓发生了坏死和感染，这可能与冠方折断部分发生脱位有关，具体机制将在下文做详细介绍。

C. 大量研究证实，与牙根发育完全的脱位牙相比，根尖孔未闭合的脱位牙牙髓发生坏死和感染的概率更高。在一项关于400例脱位牙重新植入牙槽窝的研究中，发现多数患牙本以为可能实现血运重建，但结果只有34%的病例成功实现了血运重建（Andreasen et al. 1995a）。外伤牙牙髓坏死通常发生在外伤3周以后。如果血运重建成功，则患牙牙髓敏感性通常会在6个月时发生变化，并且伴有根管闭塞现象（Andreasen et al. 1995b）。在本病例中，牙根折断与根尖孔未闭合情况类似，因此牙髓坏死的风险更高。但是，及时的牙髓治疗防止了牙根的炎症性替代吸收这一常见并发症。牙周膜细胞坏死和牙根发生替代性吸收的风险随着牙齿在牙槽骨外暴露时间的增加而增加（Andreasen et al. 1995c）。然而，一项动物模型研究表明，将拔出的牙齿贮存在牛奶中长达3小时可以保持牙周膜细胞的活力（Blomlöf et al. 1980）。因此，建议立即再植入脱位牙齿。在本病例中未发生牙根替代性吸收。

D. AAE指南建议，外伤后牙根折的治疗应使用夹板固定4周。相比之下，牙脱位只需要2周（Sigurdsson 2014）。在本病例中出现了牙根折和脱位均发生的少有情况，这就要求临床医生做出准确的诊断。弹性夹板被认为是促进牙周膜愈合以及减少牙根粘连和吸收发生率的重要

治疗措施，可能原因是其对细胞存在生理性刺激作用（Kahler & Heithersay 2008）。然而，对于高位牙颈部的折断病例，建议使用更坚固的夹板固定4个月甚至更长的时间（Sigurdsson 2014）。大量研究表明，夹板的类型和夹板固定的时间对外伤牙牙髓或牙周的预后影响不大（Andreasen et al. 1995b，1995c；Andreasen et al. 2004b）。在本病例中，由于患牙牙根边缘存在明显的骨质缺损同时患儿及家人需要外出度假2个月，因此使用弹性夹板固定了3个月。去除固定夹板复合树脂的过程中常会造成牙釉质的医源性损伤。近年来推出了一种新的固定夹板，它适用于正畸托槽粘接的树脂加强型玻璃离子水门汀。采用这种固定夹板进行外伤牙固定有以下优势：操作简单、步骤简化及避免或最大限度减少牙釉质的医源性损伤（Kahler et al. 2016）。

E. 通常牙根折后发生牙髓坏死和感染只限于患牙冠方部分。牙根未完全发育时，通常根管比较宽大或者牙根中1/3发生折断的情况时，很难用牙胶实现良好的根管充填。这种情况下，根管充填需要使用长效$Ca(OH)_2$在折裂处形成硬组织屏障以允许放置根充材料。这种治疗方案已被证实长期预后良好。然而，$Ca(OH)_2$形成的根尖屏障通常是不规则的包含结缔组织的牙骨质样钙化组织，并且这种治疗方案要求使用$Ca(OH)_2$进行长期封药，这可能会减轻根部的抗力。此外，在根尖屏障形成前需要多次的复诊（Cvek 2007）。

MTA可以代替$Ca(OH)_2$放置在牙根折断处。MTA具有极好的抗菌作用和骨诱导作用。组织学研究已证明与使用$Ca(OH)_2$处理的牙齿相比，MTA屏障技术可以形成更均质的钙化屏

障。MTA可以适应根管壁的形态并且可以渗入牙本质小管内，因此它可以预防微生物渗漏的发生（Parirokh & Torabinejad 2010）。此外，MTA不会削弱根管的抗力性。因此建议使用MTA替代Ca(OH)$_2$作为充填材料（Andreasen, Munksgaard & Bakland 2006）。目前，已有大量病例报告证实使用MTA能取得良好的长期预后。本病例就显示了一个10年的成功病例。

参考文献

[1] Andreasen, F. M. (1986) Transient apical breakdown and its relation to color and sensibility changes after luxation injuries to teeth. *Dental Traumatology* **2**, 9–19.

[2] Andreasen, F. M. & Kahler, B. (2015a) Diagnosis of acute dental trauma: The importance of standardized documentation: A review. *Dental Traumatology* **31**, 340–349.

[3] Andreasen, F. M. & Kahler, B. (2015b) Pulpal response after acute dental injury in the permanent dentition: Clinical implications: A review. *Journal of Endodontics* **41**, 299–308.

[4] Andreasen, J. O., Borum, M. K., Jacobsen, H. L. *et al.* (1995a) Replantation of 400 avulsed permanent incisors. 1. Diagnosis of healing complications. *Endodontics and Dental Traumatology* **11**, 51–58.

[5] Andreasen, J. O., Borum, M. K., Jacobsen, H. L. *et al.* (1995b) Replantation of 400 avulsed permanent incisors. 2. Factors related to pulpal healing. *Endodontics and Dental Traumatology* **11**, 59–68.

[6] Andreasen, J. O., Borum, M. K., Jacobsen, H. L. *et al.* (1995c) Replantation of 400 avulsed permanent incisors. 4. Factors related to periodontal ligament healing. *Endodontics and Dental Traumatology* **11**, 76–89.

[7] Andreasen, J. O., Andreasen, F. M., Mejare, I. *et al.* (2004a) Healing of 400 intra-alveolar root fractures. 1. Effect of pre-injury and injury factors such as sex, age, stage of root development, fracture type, location of fracture and severity of dislocation. *Dental Traumatology* **20**, 192–202.

[8] Andreasen, J. O., Andreasen, F. M., Mejare, I. *et al.* (2004b) Healing of 400 intra-alveolar root fractures. 2. Effect of treatment factors such as treatment delay, repositioning, splinting type and period and antibiotics. *Dental Traumatology* **20**, 203–211.

[9] Andreasen, J. O., Munksgaard, E. C. & Bakland, L. K. (2006) Comparison of fracture resistance in root canals of immature sheep teeth after filling with calcium hydroxide or MTA. *Dental Traumatology* **22**, 154–156.

[10] Blomlöf, L., Lindskog, D., Hedstrom, K. G. *et al.* (1980) Vitality of periodontal ligament cells after storage of monkey teeth in milk or saliva. *Scandinavian Journal of Dental Research* **88**, 441–445.

[11] Cvek, M. (2007) Endodontic management and the use of calcium hydroxide in traumatized permanent teeth. In: *Textbook and Color Atlas of Traumatic Injuries to the Teeth* (eds. J. O. Andreasen, F. M. Andreasen & L. Andersson) 4th edn, pp. 598–657. Oxford: Blackwell.

[12] Kahler, B. & Heithersay, G. S. (2008) An evidence-based appraisal of splinting luxated, avulsed and root-fractured teeth. *Dental Traumatology* **24**, 2–10.

[13] Kahler, B., Hu, J. Y., Marriot-Smith, C. S. *et al.* (2016) Splinting of teeth following trauma: A review and a new splinting recommendation. *Australian Dental Journal* **61**, (Suppl. 1), 59–73.

[14] Parirokh, M. & Torabinejad, M. (2010) Mineral trioxide aggregate: A comprehensive literature review. Part III: Clinical applications, drawbacks, and mechanism of action. *Journal of Endodontics* **36**, 400–413.

[15] Sigurdsson, A. (2014) The treatment of dental traumatic injuries. *Endodontics: Colleagues for Excellence Newsletter*. Chicago: American Association of Endodontists.

第24章

根尖未完全发育的牙齿

Nathaniel T. Nicholson

学习目标

- 掌握根尖再生术、根尖诱导成形术、根尖屏障术和牙髓血运重建术的操作流程
- 掌握选择以上治疗方法治疗根尖未发育完全牙根的时机
- 掌握牙髓再生临床治疗的操作步骤及所需的材料
- 掌握根尖诱导成形术临床治疗的操作步骤和所需要的材料
- 掌握根尖屏障术临床治疗的操作步骤和所需要的材料
- 了解保持牙髓活力的重要性

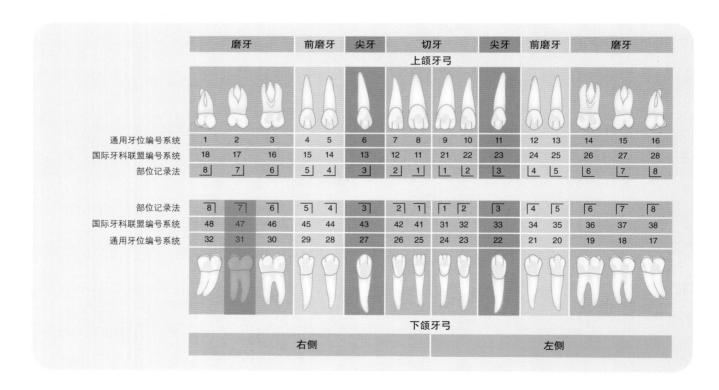

主诉

"我的私人牙医建议我来您这里就诊。"

系统病史

患者，男，12岁。生命体征：血压112/76 mmHg，心率76次/分。无药物过敏史，当前未服用任何药物，身体健康。

该患者根据美国麻醉医师学会（ASA）体格状态分类法分为Ⅰ级。

口腔病史

患者曾在口腔全科医生那里进行常规口腔检查保健，未发现龋齿或其他口腔疾病。患者无任何不适症状，正在接受正畸治疗。考虑到无法将#32迁移到#31的位置，正畸医生建议患者尽量保留#31。为治疗#31，由牙周医生对患者进行了牙龈切除术。随后，患者将接受#31的治疗。

临床评估（诊断过程）

临床检查

口外检查

未发现颌面部肿胀，无淋巴结肿大。颞下颌关节无弹响或移位。

口内检查

口内未见肿胀，口腔癌筛查在正常值范围内，未检测到病理性改变。除了殆面有可卡住细小探针的窝沟外，#31牙体组织完整无缺损。#19和#30上套有被弓丝连接的正畸带环，另外前牙上粘有托槽。#28和#29无充填体。#30也未行充填修复。

诊断性测试

牙位	#29	#30	#31
叩诊	–	–	–
触诊	–	–	–
Endo Ice®	+	+	+
探诊	2~3mm	2~3mm	2~3mm
松动度	–	–	–

Endo Ice®：牙髓冷测试；+：对叩诊或触诊有反应，牙髓冷测试反应正常；–：对叩诊或触诊无反应，不松动

影像学检查

拍摄#31的X线片十分困难，因为#31冠部大范围透射影干扰了髓腔影像（图24.2）。影像学资料提示#31牙根发育正常，但根尖孔仍未闭合（图24.1）。#30未见异常。#32可见部分牙冠。根尖周影像未见其他病理性改变。

术前诊断

牙髓

#31无症状的不可复性牙髓炎。

根尖周组织

#31根尖周组织正常。

治疗计划

推荐方案

应急方案：无。

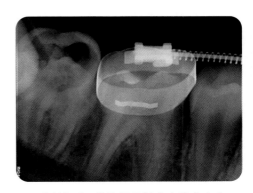

图24.1　#31术前根尖X线片显示根尖未发育完全

常规方案：根尖再生的活髓切断术。

其他方案

不治疗，根尖诱导成形术，直接盖髓，间接盖髓术，拔除。

修复方案

冠部复合树脂充填或银汞合金充填，全冠修复。

预后

良好	不确定	不佳
X		

临床治疗过程：治疗记录

一诊（第1天）：在患者祖母的陪同下，医生进行了病史回顾、生命体征监测、临床和影像学评估。医生告知其患牙的检查结果、可选的治疗方案、各方案所存在的风险和优势以及替代治疗方案。患者祖母选择对#31行根尖再生的活髓切断术并签署知情同意书。局部涂布20%苯佐卡因，注射含0.018mg（1：200000）肾上腺素的4%阿替卡因144mg行下牙槽神经阻滞麻醉和颊长神经阻滞麻醉。橡皮障隔离患牙（图24.3），OpalDam®牙龈封闭剂（Ultradent，South Jordan，UT，USA）

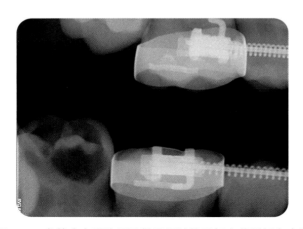

图24.2 术前咬合翼片显示侵及牙髓的冠部大范围低密度影像

进行封闭。去龋、开髓（图24.4）。当去除所有的龋坏后，橡皮障夹从患牙上脱落。将无菌棉球置于牙髓上，采用Ketac™树脂（3M，Two Harbors，MN，USA）粘接固定正畸带环（图24.5）隔离患牙。取出棉球暴露髓室。喷水冷却下使用高速金刚

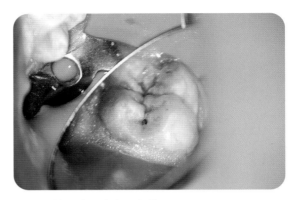

图24.3 术前照片示咬合面完整

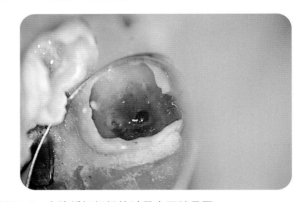

图24.4 去除龋坏组织的过程中牙髓暴露

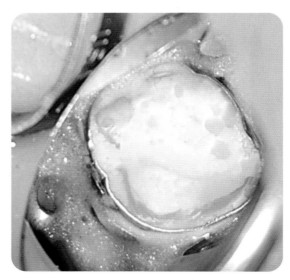

图24.5 采用Ketac™水门汀粘固的正畸带环（橡皮障夹脱落，需要堆塑成牙齿形状以便重新夹持）

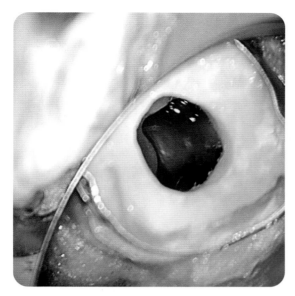

图24.6 在去除龋坏组织行活髓切断术后，为牙髓止血

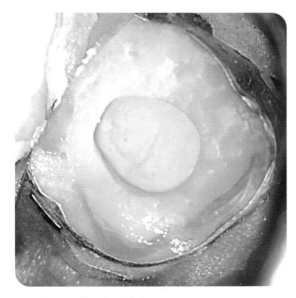

图24.7 将MTA放置在髓腔中

砂车针去除冠髓。用含2.5%次氯酸钠（NaClO）的棉球置于牙髓断面上止血（图24.6），几分钟后将白色的MTA（White ProRoot® MTA；Dentsply Sirona，Johnson City，TN，USA）置于髓室中（图24.7）。用Fuji Triage®玻璃离子（GC America Inc.，Alsip，IL，USA）暂封患牙。最后，拆除橡皮障，检查咬合，拍摄术后X线片（图24.8），给患者交代术后医嘱并强调冠修复的必要性。患者身体状况恢复良好后离开诊所。

术后评估

二诊（术后1年零1个月随访）：进行临床和影像学检查。#31根尖周影像（图24.9）显示牙根继续发育。患者无临床症状，根尖无任何病理表现，但#31仍由暂封材料充填。医生再次强调了患牙修复的重要性。

三诊（术后1年零9个月随访）：进行临床和影像学检查。#31根尖周影像（图24.10）显示牙根继续发育。患者无临床症状，根尖无任何病理表现，但#31仍由暂封材料充填。医生再次强调了患牙修复的重要性。

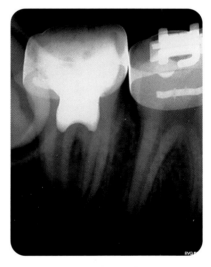

图24.8 术后X线片（X线球管垂直方向投照）

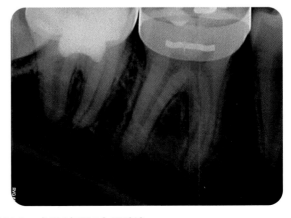

图24.9 术后1年零1个月随访

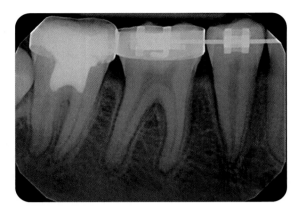

图24.10 术后1年零9个月随访

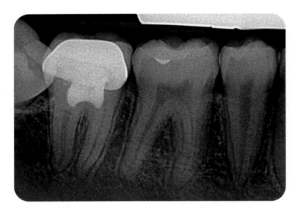

图24.11 术后2年零3个月随访

四诊（术后2年零3个月随访）： 进行临床和影像学检查。#31根尖周影像（图24.11）显示牙根发育完成。患者无临床症状，根尖无任何病理表现，患牙已行金属烤瓷冠修复，冠边缘封闭良好。

五诊（术后3年零7个月随访）： 进行临床和影像学检查。#31根尖周影像（图24.12）显示根尖发育正常。患者无临床症状，根尖无任何病理表现，冠边缘封闭良好。

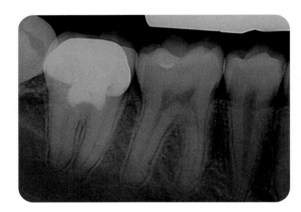

图24.12 术后3年零7个月随访

Inc.，Alsip，IL，USA）玻璃离子或其他材料覆盖在MTA上。

• 随访6个月、1年，之后每年随访。

D. 根尖再生术的临床操作步骤如下：

• 患者知情同意。

• 局部麻醉后使用橡皮障隔离患牙。

• 如果有龋坏，需全部去除。若牙髓暴露（图24.13），将饱含3%～6%NaClO的消毒棉球置于牙髓暴露处止血（图24.14）。

• 注意：如果需要间接盖髓，需在牙髓顶部留下一层龋坏组织，但要确保所有周围边缘无龋坏。然后将MTA或任何其他硅酸钙材料置于龋坏组织的上方，并暂时或彻底充填患牙（Maltz et al. 2002）。

• 如果10分钟后牙髓出血未停止（图24.15），则行部分活髓切断术，即用喷水冷却的高速金刚砂钻头小心地取出几毫米的牙髓组织。再放置饱含3%～6%NaClO的消毒棉球在牙髓组织断面上5～10分钟，观察牙髓出血情况。如果出血仍然不停止，可能需要进行活髓切断术（图24.16）。在用MTA覆盖牙髓之前必须止血（图24.17；Bogen and Chandler 2008）。

• 此外，为防止牙齿着色，也可用其他任何硅酸钙水门汀代替MTA（例如，Biodentine®和EndoSequence®牙根修复材料；图24.18）。

• 覆盖一薄层玻璃离子（例如，GC Fuji Lining™ LC；图24.19）。

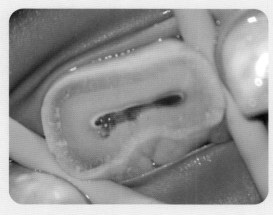
图24.13 术前牙髓出血

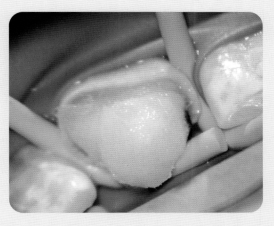
图24.14 覆盖在牙髓上的饱含NaClO的无菌棉球

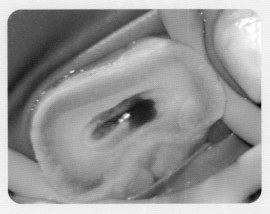
图24.15 饱含NaClO的无菌棉球使用10分钟后牙髓依然出血

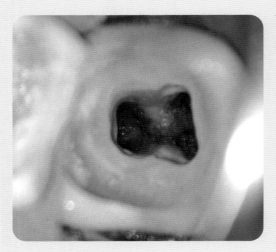

图24.16 磨牙活髓切断术

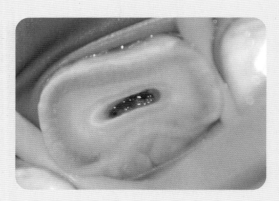

图24.17 在去除几毫米的牙髓组织并更换NaClO棉球几分钟后牙髓停止出血

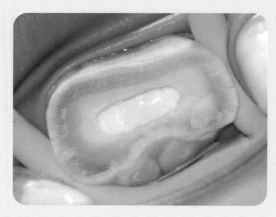

图24.18 EndoSequence®牙根修复材料覆盖牙髓

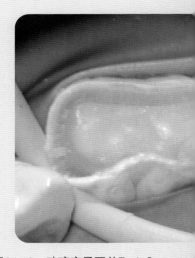

图24.19 玻璃离子覆盖EndoSequenc
患牙修复前准备完成）

- 可选的操作（非必需，仅
  时）：不使用玻璃离子层覆
  （水）棉球放在MTA上，并
  材料（例如，Cavit™、Fuji
  子等）暂封患牙。至少4小时
  诊并确认MTA是否固化。
- 完成患牙最终修复。
- 6个月、1年后随访，之后每年

E. 根尖屏障技术的临床操作步
- 患者知情同意（拍摄术前
  24.20）。
- 局部麻醉后使用橡皮障隔离患
- 若存在龋坏，需完全去除龋坏
- 疏通根管并测得根管工作长度
  清理成形根管，测得工作长
  冲洗消毒根管。
- 纸尖干燥根管。
- 可选的操作：放置氢氧化

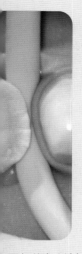

®牙根修复材料（

当使用MTA

，而是将湿

择其他暂封

iage®玻璃离

后预约患者复

随访。

如下：

X线片；图

牙。

图24.21）。

后用NaClO

钙糊剂（例

如，Ultracal XS®）暂封，并在1个月内预约患者复诊，以防止由于长期使用氢氧化钙使牙根的抗力降低（Andreasen，Munksgaard & Bakland 2006）。

- 可选的操作：将可吸收胶原基质（CollaPlug，HeliPLUG等）或半水硫酸钙［例如，Dentogen®（Orthogen，Springfield，NJ，USA）］放入根尖区，直到在工作长度处形成根尖止点。此操作可防止在进行下一步骤时充填材料溢出根尖。

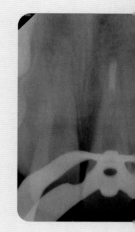

图24.22　5mm的MTA根尖屏障

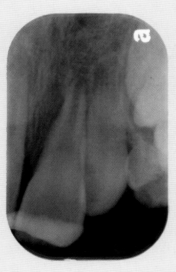

图24.20　根尖开放的#9术前X线片（有开放性撕脱、再植、夹板固定病史）

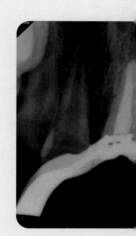

图24.23　封闭剂涂抹根管后，热熔

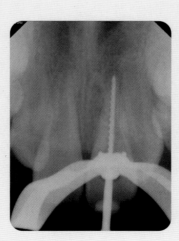

图24.21　测定工作长度的X线片

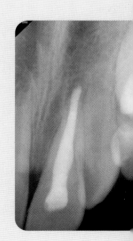

图24.24　复合树脂充填窝洞

定义是"设计以生物学为基
生理性替代受损的牙齿结
质和牙根结构，以及牙髓-
（《2016AAE牙髓病学术

主要方法为消毒髓腔并形
使牙根继续发育（例如形
质使根管壁增厚以及牙根增

诊断为正常牙髓、可复性牙
无症状的不可复性牙髓炎的
的患牙，治疗方法选择根尖

定义是"促进牙根继续生理
根尖。常被应用于活髓治
16AAE牙髓病学术语词汇
语包括直接盖髓术、间接盖
髓切断术或活髓切除术。直
用MTA或任何其他硅酸钙材
部位；氢氧化钙也曾经被使
术。间接盖髓术是指牙髓未
用MTA或其他任何硅酸钙
髓上部的部分龋坏层上，并
或暂时修复患牙并在后期再
剩余的龋坏组织。牙髓切断
只部分切断或完全去除冠髓
活髓切断术），最后用MTA
酸钙材料覆盖残余牙髓组织

疗的临床操作步骤（引自

《AAE牙髓再生临床操作手册》）如下：

一诊

- 患者知情同意。
- 局部麻醉后，用橡皮障隔离患牙。
- 建立髓腔通路，然后用20mL 1.5%次氯酸钠（NaClO；Martin et al. 2014）冲洗根管，冲洗时采取预防措施防止冲洗液溢出［例如，使用侧方开口注射器或EndoVac®（Kerr，Orange，CA，USA）］。然后在距根尖止点1mm处用生理盐水或乙二胺四乙酸（EDTA）（每个根管20mL）冲洗5分钟。
- 纸尖干燥根管。
- 使用注射器将氢氧化钙糊剂［例如，Ultracal XS®（Ultradent，South Jordan，UT，USA）］注入根管内。注射型氢氧化钙比氢氧化钙粉末与水的混合物更容易去除。
- 此外，除了氢氧化钙，也可以使用比例为1:1:1的环丙沙星:甲硝唑:米诺环素的三联抗生素混合物糊剂，其最终浓度为0.1~1.0mg/mL。现已发现三联抗生素糊剂中的米诺环素可致牙齿变色，使用粘接剂封闭髓腔并使糊剂保持在釉牙骨质界下方可以预防这种并发症。也可使用双抗生素糊剂（省略三联抗生素混合物糊剂中的米诺环素）代替三联糊剂。
- 暂封材料的选择［例如，Cavit™（3M，Two Harbors，MN，USA）、Fuji Triage®（GC America Inc.，Alsip，IL，USA）玻

璃离子］至少需要3~4mm厚才
想的封闭效果。

二诊（1~4周后）

- 评估是否存在感染，如肿胀或窦
仍然存在感染，可以考虑更长时
封闭抗菌剂或使用不同类型的抗
如，将氢氧化钙换成三联抗生素
之亦然）。
- 3%甲哌卡因（无肾上腺素或其他
剂）局部麻醉后用橡皮障隔离患牙
- 去除临时修复体。
- 17% EDTA冲洗根管，每个根管约
- 纸尖干燥根管。
- 使器械（预弯根管锉、牙髓探针
根尖孔进入根尖周组织，使血液
腔并充盈到釉牙骨质界的水平。
者推荐使用富血小板的血浆、血
蛋白或自体纤维蛋白基质作为替
管系统中产生血凝块。
- 如果有必要的话，将可吸收
［CollaPlug®（Zimmer Dental，Ca
CA，USA）、HeliPLUG®（Integ
Plainsboro，NJ，USA）］放置在
血凝块上。
- 放置白色MTA（Dentsply S
Johnson City，TN，USA）。
- 此外，也可以使用任何其他硅酸
（例如，Biodentine®和EndoSequ
根修复材料）替代MTA，防止牙齿
- 将3~4mm厚的GC Fuji II®（GC

自学问题

A. 对于诊断为牙髓坏死根尖未发育完全的患牙治疗方法有哪些？不同治疗方法的优缺点分别是什么？

B. 对于诊断为牙髓状态正常、可复性牙髓炎或不可复性牙髓炎的根尖未发育完全的患牙，治疗方法有哪些？

C. 描述牙髓再生治疗的临床操作步骤。

D. 阐述根尖再生术的临床操作步骤。

E. 阐述根尖屏障术的临床操作步骤。

自学问题解析

A. 对于根尖未完全发育的牙髓坏死的患牙，治疗方案包括根尖诱导成形术、根尖屏障术或牙髓再生术。

- 根尖诱导成形术的定义是"一种在具有开放根尖的牙根中诱导形成钙化屏障或使牙髓坏死但根尖未发育完全的牙根继续发育的方法"（《2016AAE牙髓病学术语词汇表》）。根尖诱导成形术需要将氢氧化钙放置在根管中诱导形成根尖屏障，这一过程期间需要多次复查，且每次复查需检查钙化的根尖屏障是否形成。根尖诱导成形术的一个缺点是需耗时5~20个月（Sheehy & Roberts 1997）不等，平均耗时12.9个月（Dominguez Reyes, Muñoz & Aznar 2005）。此外，体外研究表明，长期使用氢氧化钙会降低发育不完全牙齿的抗折强度（Andreasen, Farik & Munksgaard 2002）。

- 根尖屏障术的定义是"为防止根管充填材料溢出，在根尖区放置填料的方法；通常放置位置在开放的根尖处"（《2016AAE牙髓病学术语词汇表》）。这种技术1~2次就诊即可完成，就诊次数取决于临床医生在修复前检查屏障材料完全固化的次数。MTA（Torabinejad, Watson & Pitt Ford 1993）是常用材料，自MTA被应用以来，许多其他类型的硅酸钙材料也进入了市场，如Biodentine® (Septodont, Lancaster, PA, USA) 和EndoSequence® 牙根修复材料 (Brassler, Savannah, GA, USA)。

- 牙髓再生□□□□□□□□础的治疗□□构，包括□□牙本质复合□□语词汇表》□□成牙髓样细□□成更多的牙□□长）。

B. 对于牙髓□□□□髓炎、有症□□□根尖未发育□□再生术。

- 根尖再生术□□性发育并□□疗中"（□□表》）。诊□□髓术、部分□□接盖髓术是□□料覆盖在露□□用于直接盖□□暴露的情况□□材料覆盖在□□完全修复患□□次治疗以去□□术包括冠髓□□组织（完整□□或其他任何□□并修复患牙□□

C. 牙髓再□□

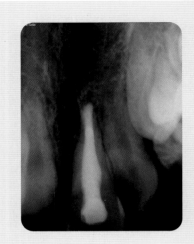

图24.25　6个月后随访

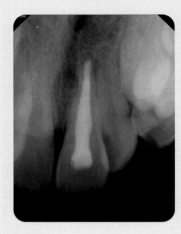

] 填根管　　　图24.26　1年后随访

- 在根尖部放置5mm的MTA（AL- Kahtani et al. 2005）或其他任何硅酸钙水门汀（例如Biodentine®和EndoSequence®牙根修复材料）。这些材料应充填至工作长度（图24.22）。

- 可选的操作（非必需，仅当使用MTA时）：将湿（水）棉球置于MTA上，并选择其他材料（例如，Cavit™、Fuji Triage®玻璃离子等）进行暂封。在至少4小时后预约患者复诊，检查MTA是否完全固化。

- 涂布根管封闭剂［例如，AH Plus®根管封闭糊剂（Dentsply Sirona）］并用热熔牙胶进行回填（图24.23），完成患牙的最终修复（图24.24）或在根管内加纤维桩完成患牙的最终修复（Ree 2015）。

- 6个月后随访（图24.25），1年后随访（图24.26），之后每年随访。

参考文献

[1] Al-Kahtani, A., Shostad, S., Schifferle, R. et al. (2005) In-vitro evaluation of micro-leakage of an orthograde apical plug of mineral trioxide aggregate in permanent teeth with simulated immature apices. *Journal of Endodontics* **31**, 117–119.

[2] American Association of Endodontists (2016) AAE Clinical Considerations for a Regenerative Procedure [Online]. Available: http://www.aae.org/uploadedfiles/publications_and_research/research/currentregenerativeendodonticconsiderations.pdf

[3] American Association of Endodontists (2016) Glossary of Endodontic Terms [Online]. Available: http://www.nxtbook.com/nxtbooks/aae/endodonticglossary2016/.

[4] Andreasen, J. O., Farik, B. & Munksgaard, E. C. (2002) Long-term calcium hydroxide as a root canal dressing may increase risk of root fracture. *Dental Traumatology* **18**, 134–137.

[5] Andreasen, J. O., Munksgaard, E. C. & Bakland, L. K. (2006) Comparison of fracture resistance in root canals of immature sheep teeth after filling with calcium hydroxide or MTA. *Dental Traumatology* **22**, 154–156.

[6] Bogen, G. & Chandler, N. P. (2008) Vital pulp therapy. In: *Ingle's Endodontics* (eds. J. I. Ingle, L. K. Bakland, & J. C. Baumgartner) 6th edn, p.1310. Hamilton, ON: BC Decker.

[7] Dominguez, R. A., Muñoz, M. L. & Aznar, M. T. (2005) Study of calcium hydroxide apexification in 26 young permanent incisors. *Dental Traumatology* **21**, 141–145.

[8] Maltz, M., de Oliveira, E. F., Fontanella, V. et al. (2002) A clinical, microbiologic, and radiographic study of deep caries lesions after incomplete caries removal. *Quintessence International* **33**, 151–159.

[9] Martin, D. E., De Almeida, J. F., Henry, M. A. et al. (2014) Concentration-dependent effect of sodium hypochlorite on stem cells of apical papilla survival and differentiation. *Journal of Endodontics* **40**, 51–55.

[10] Ree, M. (2015) Clinical management of teeth with open apices with the apical barrier technique. In: *Best Practices in Endodontics: A Desk Reference* (eds. R. S. Schwartz & V. Canakapalli), pp. 304–306. Chicago: Quintessence.

[11] Sheehy, E. C. & Roberts, G. J. (1997) Use of calcium hydroxide for apical barrier formation and healing in non-vital immature permanent teeth: A review. *British Dental Journal* **183**, 241–246.

[12] Torabinejad, M., Watson, T. F. & Pitt Ford, T. R. (1993) Sealing ability of a mineral trioxide aggregate when used as a root end filling material. *Journal of Endodontics* **19**, 591–595.

第25章

牙外吸收/内吸收

Keivan Zoufan, Takashi Komabayashi, Qiang Zhu

学习目标

- ■ 熟悉牙齿吸收的分类
- ■ 了解牙齿吸收的病因
- ■ 掌握牙齿吸收的治疗方法

	磨牙			前磨牙		尖牙	切牙				尖牙	前磨牙		磨牙		
							上颌牙弓									
通用牙位编号系统	1	2	3	4	5	6	7	8	9	10	11	12	13	14	15	16
国际牙科联盟编号系统	18	17	16	15	14	13	12	11	21	22	23	24	25	26	27	28
部位记录法	8	7	6	5	4	3	2	1	1	2	3	4	5	6	7	8
部位记录法	8	7	6	5	4	3	2	1	1	2	3	4	5	6	7	8
国际牙科联盟编号系统	48	47	46	45	44	43	42	41	31	32	33	34	35	36	37	38
通用牙位编号系统	32	31	30	29	28	27	26	25	24	23	22	21	20	19	18	17
							下颌牙弓									
		右侧							左侧							

主诉

"我遇冷刺激时牙齿持续疼痛数分钟。牙医说我牙齿有个大洞，可能保不住了。"

系统病史

患者，男，26岁。生命体征：右臂坐位血压118/78mmHg，心率76次/分，呼吸频率18次/分。回顾患者的系统病史发现患者患有季节性相关的鼻窦炎。无药物过敏史。每天吸1包烟。每天分4次服用600mg布洛芬用于缓解牙齿疼痛。

该患者根据美国麻醉医师学会（ASA）体格状态分类法分为Ⅰ级。

口腔病史

患者转诊至我处治疗#23。主诉#23对冷刺激很敏感，1周前患牙对冷刺激敏感加重，疼痛持续的时间延长。他的全科牙医几小时前进行了检查并转诊患者至我处治疗。患者口腔卫生良好，口内有充填体，中度牙龈炎。无正畸治疗史或外伤史。

临床评估（诊断过程）

临床检查

口外检查

患者体健，意识清晰，情绪稳定。口外检查显示下颌下和颈部区域无肿胀、无窦道、无淋巴结肿大。

口内检查

软组织检查正常，#23远中颊面可见粉红色大龋洞。#23的远颊线角处可探及4mm深缺损。其他牙齿未发现任何吸收性病变，所有牙齿均具有正常的生理性动度。

诊断性测试

牙位	#22	#23	#24
叩诊	–	–	–
扣诊	–	颊侧牙龈疼痛	–
Endo Ice®	+	持续疼痛	+

Endo Ice®：牙髓冷测试；+：牙髓冷测试呈正常反应；–：对叩诊和扣诊无反应

影像学检查

根尖X线片显示#23的远中有大面积不规则透射影，延伸到牙槽嵴顶并波及牙根（图25.1）。#23Ⅲ度侵袭性牙颈部吸收，可见有牙槽嵴顶骨质的丧失。#23未见明显根尖周透射影。其他的下颌前牙未发现吸收性病变。

术前诊断

牙髓

#23有症状的不可复性牙髓炎。

根尖周组织

#23根尖周组织正常。

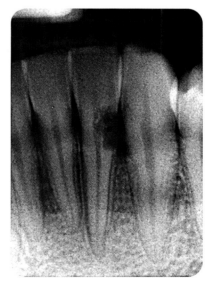

图25.1 术前X线片显示#23远中牙颈部不规则的透射影，透射影从冠部一直延伸到牙根部

治疗计划

推荐方案

应急方案：牙髓清创术和手术修复。

常规方案：非手术根管治疗。

其他方案

拔除；正畸牵引和非手术方法。

修复方案

复合树脂充填修复后行全冠修复。

预后

良好	不确定	不佳
	X	

临床治疗过程：治疗记录

一诊（第1天）：回顾患者的病史。患者同意在确定最终治疗方案前，先进行牙周翻瓣探查缺损病变处。患者知情同意后，注射含有0.054mg（1：100000）肾上腺素的2%利多卡因108mg行局部麻醉。沿#21的近中到#27的远中龈沟行全厚龈瓣切开，翻瓣探查可见#23存在6mm×8mm的吸收缺损区，缺损延伸至牙槽嵴水平。刮除病变组织，因病变组织易碎无法进行活检，只能显微镜下评估牙

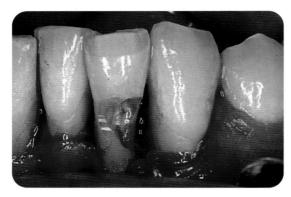

图25.2　预备吸收缺损区域以便进行修复充填，并放置暂封材料占据根管空间

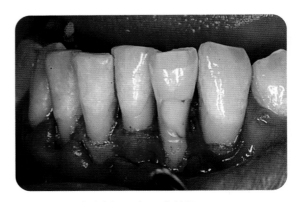

图25.3　复合树脂修复牙颈部吸收缺损区

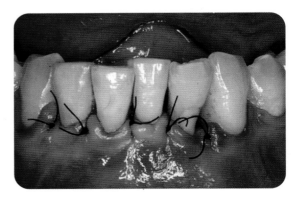

图25.4　重新复位皮瓣并用丝线进行间断缝合

齿状况，可见缺损下方的牙齿结构质地坚硬，用三氯乙酸（CCl_3COOH；Sigma-Aldrich，St.Louis，MO，USA）沾湿小棉球在吸收损伤区施压4分钟，并用0.9%氯化钠（NaCl）冲洗。预备吸收缺损区域，同时放置暂封材料（3M，Two Harbors，MN，USA）占据缺损区的根管空间（图25.2）后用复合树脂材料充填缺损部位（图25.3）。用0.9%NaCl充分冲洗皮瓣，5根（4-0）丝线进行间断缝合（图25.4）。用橡皮障隔离#23，开髓并修整髓腔，在0.5%次氯酸钠（NaClO）大量冲洗下进行常规牙髓摘除术，充分干燥根管并用氢氧化钙 [$Ca(OH)_2$；Ultradent，South Jordan，UT，USA] 诊间封药，暂封材料暂封。移除橡皮障，调整咬合。给予患者术后医嘱，禁止吸烟至少1周。建议患者使用0.12%氯己定溶液（3M，Two Harbors，MN，USA）漱口1周，每天2次，并且每

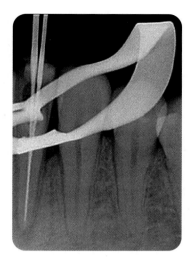

图25.5 插针X线片确定工作长度

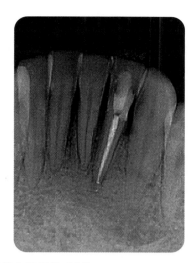

图25.6 根管充填后的X线片

6~8小时服用400mg布洛芬缓解疼痛。

第2天电话随访：患者自述有非常轻微的术后疼痛，但疼痛不需要药物控制。

二诊（1周后）：拆除缝线，手术伤口愈合良好。告知患者即使进行了全面的牙科治疗之后，外吸收可能仍会发生，并且必须进行全口检查来排除其他牙齿吸收的可能性。同时为患者预约了下次非手术根管治疗的时间。

三诊（2个月后）：继续进行#23的非手术根管治疗，回顾患者的病史。用含有0.027mg（1:100000）肾上腺素的2%利多卡因54mg进行局部麻醉。橡皮障隔离患牙，去除暂封，探查发现颊舌侧各有1个根管并于根尖2mm处融合，测量工作长度并拍摄X线片确定工作长度（图25.5）。用0.04锥度EndoSequence®镍钛锉（Brasseler USA，Savannah，GA，USA）使用冠向下技术预备根管，并使用0.5%NaClO进行大量冲洗，纸尖干燥根管，将主牙胶尖蘸取AH Plus®根管封闭

糊剂（Dentsply Sirona，Konstanz，Germany）按照工作长度置于根管内。根管使用System B™（Kerr，Orange，CA，USA）进行填充，并使用Calamus®Dual（Dentsply Sirona，Johnson City，TN，USA）进行回填。#23用Cavit™和Fuji® IX GP暂封材料玻璃离子（GC America Inc.，Alsip，IL，USA）临时暂封。拍摄术后X线片（图25.6）。告知患者术后医嘱，并预约了随访的时间。

工作长度、根尖宽度和根充方法

根管	工作长度	根尖宽度	根充材料和方法
颊侧根管	21.5mm	#40	主牙胶尖，AH Plus®根管封闭糊剂；热牙胶垂直加压充填法
舌侧根管	22.5mm	#40	主牙胶尖，AH Plus®根管封闭糊剂；热牙胶垂直加压充填法

术后评估

四诊（术后15个月随访）：回顾患者的病史。自述#23无症状，叩诊和触诊无不适，根尖片显示根尖周组织正常（图25.7），临时充填体未脱落。牙龈边缘出现轻度炎症，牙齿松动度正常。预约患者

进行口腔卫生指导，进行永久性修复和后续随访。

五诊（术后2年随访）：回顾患者的病史。自述#23无症状。牙齿已由口腔全科医生进行了桩核冠修复，根尖周组织正常（图25.8）。未出现明显再吸收，松动度正常，牙龈边缘轻度炎症（图25.9），对患者进行了口腔卫生指导。患牙预后良好。

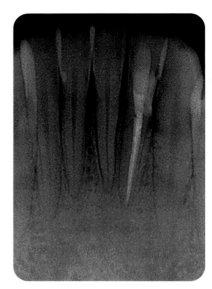

图25.8 术后2年随访的X线片显示没有根尖周病变或再吸收的发生

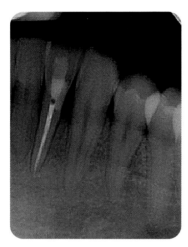

图25.7 术后15个月随访的X线片显示无根尖周病变或再吸收的迹象

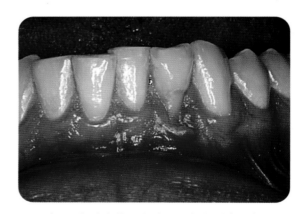

图25.9 术后2年随访的口内片显示复合树脂修复体完好无损，没有发生牙颈部再吸收的迹象

自学问题

A. 牙齿吸收的分类有哪些?

B. 牙根内吸收的病因和治疗方案有哪些?

C. 外部炎症和牙根替代性吸收的病因与治疗

方案有哪些?

D. 侵袭性牙颈部吸收的分类有哪些?

E. 侵袭性牙颈部吸收的治疗方案有哪些?

自学问题解析

A. Heithersay（2007）把牙齿吸收分为以下3类：

1. 创伤导致的牙齿吸收，亚类包括：

   表面吸收；

   暂时性根尖内吸收；

   压力性吸收和正畸性吸收；

   替代性吸收。

2. 感染导致的牙齿吸收，亚类包括：

   内部炎症性（感染性）牙根吸收；

   外部炎症性牙根吸收；

   内/外复合型炎症性牙根吸收。

3. 增生性侵袭性吸收，亚类包括：

   内部替代性（侵袭性）吸收；

   侵袭性冠部吸收；

   侵袭性牙颈部吸收。

   Fuss、Tsesis、Lin（2003）把牙根吸收分为以下5类：

1. 牙髓感染导致的牙根吸收。
2. 牙周感染导致的牙根吸收。
3. 正畸压迫导致的牙根吸收。
4. 阻生牙或者肿瘤压迫导致的牙根吸收。
5. 替代性牙根吸收。

   内吸收、外部炎症性吸收、替代性（强直性）吸收和侵袭性牙颈部吸收是牙髓病专科医生经常遇到的棘手问题。

B. 牙根内吸收一般是由于牙髓炎症或感染导致的（Andreasen 1985；Tronstad 1988；Bakland 1992）。牙髓一般经历从牙髓炎到牙髓坏死的一个动态过程。当活髓情况下一般进行牙髓摘除术；当牙髓坏死时，一般要进行根管清

创术，氢氧化钙诊间消毒及根管充填。

C. 创伤性牙髓坏死会导致炎症性牙根外吸收的发生。根管内的细菌及其产物是外吸收的病因，因为创伤导致牙骨质损伤，使得根管内的细菌暴露于牙根表面（Andreasen 1985；Tronstad 1988；Bakland 1992；Fuss et al. 2003）诱发外吸收。炎症性牙根吸收的治疗一般采用彻底的根管清创，氢氧化钙进行诊间消毒（Tronstad 1988；Heithersay 1999；Komabayashi & Zhu 2012）以及根管充填来终止吸收的发生。替代性吸收可能由于脱位牙再植后牙周膜细胞的死亡所致，预后不佳。如果再植后患牙可以保留在原位并且不需要干预，这部分患牙可在牙根表面进行釉基质蛋白处理（Filippi Pohl & von Arx 2006）后行手术复位。

D. 侵袭性牙颈部吸收的病因目前尚不明确，Heithersay（1999）把侵袭性牙颈部吸收分为以下4类：

   分类1：牙颈部周围较小的侵袭性吸收病变，牙本质缺损浅。

   分类2：局限性侵袭性吸收病变，缺损接近冠部髓腔但未延伸至根部牙本质。

   分类3：较深的侵袭性吸收，通过吸收组织，进一步侵入牙本质，不仅涉及冠部牙本质且至少延伸至牙根的冠1/3。

   分类4：较大的侵袭性吸收，延伸超过了牙根的冠1/3。

E. 侵袭性牙颈部吸收的非手术治疗方案包括吸

收区域局部应用90％三氯乙酸水溶液冲洗、刮除病变组织、预备病变区域、玻璃离子或复合树脂充填病变区域（Heithersay 1999；Fuss et al. 2003；Heithersay 2007）。手术治疗方案包括翻瓣探查、刮治术、局部应用90％三氯乙酸水溶液冲洗、预备病变区域、玻璃离子或复合树脂充填病变区域（Heithersay 1999；Fuss et al. 2003；Heithersay 2007）。分类3常规使用牙髓摘除术；分类4预后一般较差，可能需要拔牙。

参考文献

[1] Andreasen, J. O. (1985) External root resorption: Its implication in dental traumatology, paedodontics, periodontics, orthodontics, and endodontics. *International Endodontic Journal* **18**, 109–118.

[2] Bakland, L. K. (1992) Root resorption. *Dental Clinics of North America* **36**, 491–507.

[3] Filippi, A., Pohl, Y. & von Arx, T. (2006) Treatment of replacement resorption by intentional replantation, resection of the ankylosed sites, and Emdogain – results of a 6-year survey. *Dental Traumatology* **22**, 307–311.

[4] Fuss, Z., Tsesis, I. & Lin, S. (2003) Root resorption – diagnosis, classification and treatment choices based on stimulation factors. *Dental Traumatology* **19**, 175–182.

[5] Heithersay, G. S. (1999) Treatment of invasive cervical resorption: An analysis of results using topical application of trichloracetic acid, curettage, and restoration. *Quintessence International* **30**, 96–110.

[6] Heithersay, G. S. (2007) Management of tooth resorption. *Australian Dental Journal* **52** (Suppl. 1), S105–S121.

[7] Komabayashi, T. & Zhu, Q. (2012) Internal and external resorption in a lower molar with an associated endodontic-periodontic lesion: A case report. *Australian Endodontic Journal* **38**, 80–84.

[8] Tronstad, L. (1988) Root resorption – etiology, terminology and clinical manifestations. *Endodontics & Dental Traumatology* **4**, 241–252.